SCORPIO

Ursula Hübenthal

Energie Medizin

Von Feldern,
Frequenzen, Information
und Bewusstsein

SCORPIO

MIX
Papier | Fördert gute Waldnutzung
FSC
www.fsc.org
FSC® C083411

Der Umwelt zuliebe

- produzieren wir zu über 90% in Deutschland
- achten wir auf kurze Transportwege
- drucken wir auf Papier aus nachhaltiger Waldwirtschaft und anderen kontrollierten Quellen

Umschlaggestaltung: Guter Punkt, München
Layout & Satz: Margarita Maiseyeva
Druck und Bindung: CPI, Leck
ISBN 978-3-95803-568-3

Inhaltsverzeichnis

Vorwort Ulrich Warnke

Der Bitte für ein Vorwort zum Buch von Ursula Hübenthal komme ich gerne nach. Die Autorin hat eine sehr schön durchdachte und geordnete Übersicht über die derzeit beschriebenen quantenphysikalischen Modelle und – zugegeben auch Spekulationen – zu den »Wundern des Lebens« dargestellt.

Wunder? Ja, denn viele, sogar alltägliche Phänomene, sind bisher von der Naturwissenschaft nicht erklärbar. Wir brauchen diese Art von Übersichtsbüchern, damit in der offensichtlich falschorientierten Gesellschaft ein Umdenken stattfinden kann. Die Welt wäre damit eine bessere.

Mein Ziel als Biologe ist die Anwendung der Quantenphysik auf physiologische Vorgänge. Die Autorin der vorliegenden Abhandlung zur »Energiemedizin« verfolgt offensichtlich das gleiche Ziel, und meine wichtigsten Gedanken zum Thema sind von ihr an den passenden Stellen eingehend zitiert worden. Deshalb werde ich mich hier im Vorwort nicht wiederholen, aber einige kurze Vertiefungen und Kommentare vornehmen.

Eigentlich ist das Kapitel »Einleitende Gedanken zum Thema« von der Autorin bereits ein erfüllendes Vorwort.

Aber wir können die Notwendigkeit derartiger Themen argumentativ noch weiter auf die Spitze treiben:

Die Menschheit auf dieser Erde befindet sich – so fühlen es viele in der Gesellschaft – in einem kritischen Abwärtstrend. Die Politik gestaltet sich zunehmend übergriffig, die führenden Medien überhäufen uns mit gelenkten Informationen, die Medizin wird immer stärker von finanziellen Interessen und Funktionären okkupiert, die Natur unterliegt einem fortwährenden Raubbau, und unsere Erdatmosphäre wird zunehmend lebensfeindlicher; hier ist nicht nur die Luft-Gase-Problematik gemeint, sondern auch die vorsätzliche Verschmutzung durch technisch erzeugte elektromagnetische Felder.

Ich wage aus großer Überzeugung die Prognose, dass alles vom Menschen gemachte Negative verschwinden würde, wenn die Menschheit endlich das zur Kenntnis nehmen würde, wofür sich auch das vorliegende Buch starkmacht.

Warum meine ich das? Weil die Quantenphysik der Schlüssel ist.

»Lebende Systeme arbeiten zu 100 % mit Quanten-Prozessen. Sonst wäre Leben nicht denkbar!«, sagen Brigitte und Thomas Görnitz, in *Der kreative Kosmos: Geist und Materie aus Quanteninformation* (Springer Spektrum, 2013).

Die Quantenphysik zeigt die alles umfassende Vernetzung sämtlicher Facetten der Natur einschließlich des Menschen mit dem gesamten Universum auf. Durch die Vernetzung ist alles aufeinander angewiesen. Wird ein Teil zerstört oder krank, betrifft es auch die anderen Teile. In alten Kulturen waren diese Abhängigkeiten eine Selbstverständlichkeit.

Hier im deutschsprachigen Raum haben die wichtigsten Pioniere der Quantenphysik schon früh Grundsteine gesetzt, aber eine Umsetzung findet weltweit allein in der Technik statt. Tatsächlich aber sind alle naturwissenschaftlichen Disziplinen, auch Mikrobiologie, Biologie, Chemie, Genetik – daraus abgeleitet Medizin und Physiologie –, grundlegend quantenphysikalisch.

Wenn wir zum Beispiel als Maß einer Säure von einem pH sprechen, steht dahinter die Quantenphysik. »Säure« ist eine hohe Menge und Dichte von H^+-Ionen, was aber physikalisch einer hohen additiven Amplitude der elektromagnetischen Eigenschwingungen von H^+-Ionen entspricht. »Base« ist geringe Anwesenheit von H^+ und niedrige Summen-Schwingungs-Amplitude dieser Frequenz.

Auch wenn wir von Temperatur sprechen, steht dahinter die Quantenphysik. »Temperaturen« sind die jeweilig vorherrschenden Rotations- bzw. Translationsfrequenzen von Molekülen (in Luft: die Geschwindigkeit der Moleküle). »Wärmer« bedeutet eine höhere elektromagnetische Wellenfrequenz als »kälter«.

Aber auch Geist und Bewusstsein verwenden wirkungsmechanistisch Quantenphysik, die dann durch die rein subjektive Komponente zur Quantenphilosophie wird.

Menschen haben Gefühle und steuern damit Materie: Wie könnten wir ansonsten Mimik zeigen und weinen? Das Weinen ist eine Beschreibung von emotional bedingter herausfließender Lymphflüssigkeit. Wie geschieht so etwas? Wie kann ein pures seelisches Ereignis die Materie unserer Gesichtsmuskulatur und unserer Tränendrüsen-Anlage so beeinflussen, dass wir durch Formänderung traurig aussehen und unsere Lymphflüssigkeit in Mengen unseren Körper über die Tränendrüse verlässt?

Auch die willentliche Bewegung von materiellen Armen und Beinen ist grundlegend Quantenphysik. Wille ist geistig; etwas Geistiges steuert Muskelmaterie, was nur die Quantenphysik möglich macht.

Aber die Naturwissenschaft schließt den Mechanismus der

direkten Materiebeeinflussung durch Geist und Seele aus ihrem Lehrgebäude kategorisch aus. Unsere nach außen orientierte, konservative Naturwissenschaft ist in ihrem kolportierten Wissen nicht vollständig. Sie vermeidet, uns die natürliche Wirklichkeit unserer *Bewusstsein-Geist-Seele-Körper-Einheit* aufzuzeigen. »Objektive« Wissenschaft ist stolz darauf, alle Geist-Seelen-Momente auszublenden. Dabei wird übersehen: Wissenschaft gäbe es ohne Geist-Seelen-Aktivitäten (Bewusstsein/Unterbewusstsein) überhaupt nicht.

Neue umwälzende Paradigmen greifen nur, wenn wir wissen, wer wir grundlegend sind und wie wir funktionieren. Die Naturwissenschaft ohne Quantenphysik als Erklärung des Lebens ist zu einseitig – es fehlt jeder geistig-seelische schöpferische Bezug; eben weil sich die Naturwissenschaft wegen der beweiskräftigen Messproblematik nur um Materielles kümmert. Dabei werden die Existenz und die Einbeziehung von einem allem übergeordneten informationserkennenden Bewusstsein (bzw. Unterbewusstsein) negiert.

Grund: Information ist nicht so leicht messbar, es wird mithilfe eines Bewusstseins erkannt. Auch im Computer werden Informationsalgorithmen immer nur durch Bewusstsein programmiert. Was zum Beispiel Inhalte vom Fernsehen und Film als jeweilige Thema-Information herüberbringt, ist nicht in Licht-erzeugten Bildern und Pixeln messbar.

C.F. von Weizsäcker (Physiker und Philosoph) fragt, »in welchem Umfang die Subjektivität, also unsere Seele und unser Bewusstsein, <u>Gegenstand</u> eines Wissens von der Art der Quantentheorie sein könnte«. (Unterstrichen/Hervorhebung durch von Weizsäcker.) Er stellt dann später in seinem Artikel fest »… steht nichts im Wege, sie (die Quantentheorie) auf seelische und bewusste Vorgänge anzuwenden«. (Quelle: *Quantenphilosophie.*

Spektrum Verlag 2001). Genau das wollen wir im Folgenden machen.

Ich sprach oben schon die vielfältigen Spekulationen innerhalb des Themas an, besonders bei den mannigfachen Erklärungen zu Phänomenen. Spekulationen können durchaus willkommen sein, wenn sie nicht zu fantasiereich und laienhaft ausufern und den Bezug völlig verlieren. Der Grund dafür ist, dass letztlich alles, wirklich alles, was passend zu bereits Existierendem ist und was dann mithilfe einer Rückkopplung (Feedback) durch Bewusstsein mit Sinn und Bedeutung (Plausibilität) versehen wird, durch die gleichzeitig ablaufende »Erkenntnis« real werden kann. Insofern sind sogar Spekulationen schöpferisch tätig (analog zu »Memen«); sie müssen dafür nur mit Erkenntnis »gefüttert« werden. Damit unterscheiden sich Spekulationen fast nicht von Amuletten-Glauben – sie wirken einfach oder werden durch Erkenntnisänderung wieder nivelliert bis zur Löschung.

Es bleibt bei den Wahrheiten uralter Traditionen: Geist und Seele als Folge des Bewusstseins und Unterbewusstseins steuern die Materie und schalten unsere Realität – dafür greifen wir in ein Repertoire unbegrenzter Möglichkeiten.

Das Merkmal der Informationserkennung geht bis in die kleinsten Einheiten hinein. Es gibt in der Standardphysik den Begriff »Botenteilchen«, gemeint sind zum Beispiel die Photonen, die von Elektronen zur Kommunikation verwendet werden, bei den Quarks im Atomkern sind es die Gluonen. Boten dienen der Informationsübertragung. Informationserkennung ist auf Bewusstsein angewiesen. Ob man nun diesen Vorgang im kleinsten Bereich mit Bewusstsein umschreibt, ist Definitionssache. Meine Definition dazu, wie die Autorin sie unten wiedergibt, erlaubt dies.

Die Physiker unserer Generation beschreiben zwar die Erkenntnisse in der Quantenphysik, vermeiden aber mehrheitlich, auf ihre Bedeutung im Leben einzugehen. Das war bei den häufig nobelpreiswürdigen Pionieren der Quantenphysik noch ganz anders, beispielsweise Max Planck, Niels Bohr, Erwin Schrödinger, Werner Heisenberg, John Archibald Wheeler, Eugene Wigner und weitere; sie alle formulierten nach ihrem intensiven Studium der Quantenphysik immer mal wieder Anwendungen der Natur, sprachen von Metaphysik und machten sogar mystische Annäherungen unter Zuhilfenahme uralter Traditionen.

Nehmen wir das alltägliche Beispiel: »Ich sehe einen Baum.« Bereits hier passiert ein kleines »Wunder«, denn der Baum ist so überhaupt nicht vorhanden. Und im Gehirn gibt es physiologisch deshalb auch keinerlei Bild eines Baumes, es existieren dort nur elektrische Felder und elektromagnetische Schwingungen.

Ganz nüchtern betrachtet regt die Sonnenlichtenergie die Elektronen des Baumes an, die dann – so stellt man sich das vor – auf eine Außenhülle des Atoms springen. Kurz danach fallen diese zurück auf Normalniveau und senden dabei diejenige Photonenenergie (als elektromagnetische Schwingung) wieder ab, die vorher aufgenommen wurde. Gelangt diese gesendete Schwingung zu einem energetisch-informativen Antennen-Aufnehmer wie unsere Retina, werden aus Schwingungen nun Photonen-»Teilchen«. Diese Photonen gelangen also in unsere Augen-Retina und regen innerhalb der Retina wiederum Quantenprozesse an, die uns »sehen« lassen. Die jeweilige Schwingungsfrequenz macht die Energie aus, die wir durch Verrechnung im Gehirn als Farbe interpretieren – zum Beispiel Blättergrün. Das eigentliche Bild des Baumes sind elektromagnetische Interferenzmuster, die wir so aber nicht sehen können.

Verallgemeinern wir diesen wunderlichen Prozess: Energie wird in unser bewusstes Gewahrsein gebracht und wir erzeugen schöpferisch Form/Struktur/Gestalt mit »Sinn und Bedeutung«

als getrennte Einheiten und erschaffen damit ein Bild mit Raum und Zeit. Das Bild des Baumes ist eine pure schöpferische Leistung des Geistes, nachdem elektrische Felder und Schwingungen und Photonenenergien im Gehirn verrechnet wurden. Vieles musste sich dafür über Lernprozesse verfestigen, was wir dann als Erfahrung bezeichnen. Der Baum wurde in früher Kindheit mit allen Sinnen erobert.

Wie der Baum vom Individuum erschaffen und erkannt wird, funktioniert die gesamte Welt als eine geistige Schöpfung. Geistig heißt: Informationserkennung und zielgerichtete Informationsverarbeitung.

Das »Ich« nimmt die Energie der äußeren Welt in seine Innenwelt (Geist mit Bewusstsein/Unterbewusstsein) auf, prägt dann innere Bilder (Verwandlung) und gibt diese Vorstellungen als Schöpfung in die äußere Welt effektiv zurück (Manifestation). Die materielle Welt kann in keinem Fall existieren ohne die Spiegelung der »inneren Welt«.

Schrödinger (Nobelpreis Physik 1933) beachtete dieses Phänomen laut Niederschrift der sogenannten Tarner Lectures, 3. Vortrag »Objektivierung«, die im Oktober 1956 am Trinity College, Cambridge in Schrödingers Namen vorgetragen wurden (Schrödinger war zu dieser Zeit krank). Er resümiert: »Es liegt also der folgende merkwürdige Sachverhalt vor. Während alles Material zum Weltbild von Sinnen qua Organen des Geistes geliefert wird, während das Weltbild selber für einen jeden ein Gebilde seines Geistes ist und bleibt und außerdem überhaupt keine nachweisbare Existenz hat, bleibt doch der Geist selbst in dem Bilde ein Fremdling, er hat darin keinen Platz, ist nirgends darin anzutreffen. Wir machen uns das gewöhnlich nicht klar.«

Alles, was wir mit »Sehen« bezeichnen, ist ein Photonenaustausch zwischen Auge und anvisiertem Objekt. Wenn wir etwas sehen, bedeutet dies, dass nicht nur der gesehene Gegenstand, also etwa ein Baum, Photonen abgibt, die unsere Augen treffen, sondern die Elektronen unseres Auges, die über die eintreffenden Photonen angeregt werden, emittieren ebenfalls Photonen, welche auch den Sehvorgang im Gehirn einleiten – quasi ein aktiver Blick, eine Aussage, die in alten Kulturen immer wieder überliefert wurde.

Aber da ist noch mehr Unerklärliches. Bleiben wir beim Beispiel »Sehen«. Das Phänomen Sehen gibt es in Variationen.

1. Sehen mit aktiven Augen – wie soeben geschildert (Wechselwirkung mit real abgesandten Photonen, z.B. von der Sonne)
2. Sehen im Schlaf-Traum (woher kommen die virtuellen physikalischen Lichtquellen?)
3. Sehen im Nahtod von konkreten, sich gerade ereignenden Situationen – auch bei vorher organischer Blindheit (Nachweis in der AWARE-Studie, Ablesen der Zahlen des Monitors am Krankenbett)
4. Sehen mit vollständig abgedeckten Augen; dieses »paraoptische« Phänomen ist wissenschaftlich durch Louis Farigoule, Paris, seit 1919 bekannt.

Spätestens jetzt muss die Identitätsfrage gestellt werden: Woher kommen diese Phänomene, und wer registriert das alles? Wir können diese grundlegenden Fragen nicht beantworten, wenn wir nicht dem gesamten Geschehen auf den untersten Grund gehen.

Wir alle wissen: Alles Existierende ist auf Energie und Information angewiesen. Aber kaum jemand überlegt sich, was Energie und Information eigentlich ausmacht. Beide sind die direkte Verbindung zu den Prinzipien der Quantenphysik.

Aristoteles war bereits am nächsten an der wirklichen Funktion, wenn er meinte: Energie ist *das* Agens, das ein potentielles Sein in das real erlebte Sein umsetzt. Hier werden erstmalig die

Begriffe »potentiell«, also »möglich« und »real«, also wahrhaftig, gegenübergestellt. Das genau macht auch die Quantenphysik aus. Wir werden uns dies gleich nochmals vergegenwärtigen – vorerst bleiben wir aber beim Begriff Energie:

Tatsächlich ist Energie grundlegend ein »Vermögen«:

- aus einem Möglichen wird das Wirkliche;
- aus dem Potentiellen wird das Aktuelle;
- aus dem möglichen Sein wird das Vorhandensein.
- Somit besitzt Energie eine Wandlungsfähigkeit vom Möglichen zum Realen.

Ist das Reale erreicht, empfinden wir dies als eine Verwirklichung innerhalb unserer 4-dimensionalen Materiewelt. Wir und die gesamte Natur vollziehen dieses Phänomen ununterbrochen. Derartige »Schöpfung« ist die Folge der Verkörperung der Energie ($E = mc^2$). International hat sich deshalb der Begriff »embodied energy« durchgesetzt.

Die Frage ist nur: Wer »sagt« der Energie, dass und wann sie sich aus dem Möglichen in das Wirkliche wandeln soll, wann und wie sie also verkörpert wird?

Energie als Möglichkeitsform braucht eine Dimension, die ihr »Sein-Werden« als Wandlung ermöglicht. Wandlung ist eine Transformation. Transformation ist eine Bewegung – vom Vorher zum Nachher. Alle Bewegungen sind auf die Existenz von Zeit angewiesen: Beispielsweise ist Geschwindigkeit eine Strecke pro Zeit (km/Std.). Physikalisch ist Energie multipliziert mit Zeit eine Wirkung und Energie pro Zeit eine Leistung. Die Konstante »Planck'sches Wirkungsquantum« hat deshalb auch die Dimension Energie × Zeit.

Wenn wir die Zeit ins Spiel bringen, können wir sicher sein, dass die Energie bereits verkörpert wurde, deshalb: Zeit entsteht immer erst an Massen (Elektron, Atomkern); Kräfte entstehen immer erst an Massen. Raum entsteht immer erst an Massen. Wir haben in uns Raum (3-dimensional), Zeit- und Kraft-Operationen an Massen. Das alles bedeutet, dass ein Teil der Möglichkeits-Energie hier bereits verwirklicht, also verkörpert ist. (Aktivität des Planck'schen Wirkungsquantums). Insofern liegt Aristoteles richtig, wenn er schließlich *Energeia* als Wirkkraft oder Tatkraft bezeichnet.

Wir sind Teil der Natur als ein Zustand der Verwirklichung/ Verkörperung: Genesis, Schöpfung, Evolution. Aber zusätzlich haben wir die Lizenz zur Energietransformation, und diese Umwandlung vom Möglichen zum Realen verwenden wir genau so, wie die Quantenphysik von uns vereinnahmt und enttarnt wurde.

Quantentheorie ist im Kern deshalb ein Rätsel, weil Wahrscheinlichkeiten darüber bestimmen, ob ein Teilchen überhaupt existiert. Das ist nicht identisch mit den Wahrscheinlichkeiten, die wir vom Werfen einer Münze her kennen. Hier beträgt die Wahrscheinlichkeit, Kopf oder Zahl zu sehen, jeweils 50 Prozent. Analog könnte man sagen: Die Wahrscheinlichkeit, ein Elektron hier oder da zu finden, liegt bei 50 Prozent. Aber bevor wir den Aufenthaltsort nicht überprüfen, befindet sich das Elektron weder hier noch da, sondern irgendwo in einem unbestimmten, unbekannten seltsamen Zwischenzustand oder auch nirgends – niemand kann das wissen, denn unser Elektron ist zuerst eine immer präsente Wahrscheinlichkeitswelle.

- Elektronen u.a.: »Teilchen« wandeln sich aus einem für uns unsichtbaren, undefinierbaren Zustand vieler Möglichkeiten (Superposition) in ein einziges Ergebnis.
- Voraussetzung: »Erkennen« einer der Messmethode entsprechenden definierten Eigenschaft.
- Erst Elektronen, denen nach dem Erkennen Sinn und Bedeutung (Informationen!) und somit Funktion zukommen, outen

sich als Quelle von Ladung und Information für Kraft und Zeit. Damit kommt »automatisch« die Masse ins Spiel, denn Kraft und Zeit gibt es nur in Kombination mit Massen.

Massen (Elektronen, Atomkerne, Protonen, Neutronen) als Grundlage jeder Verkörperung erscheinen für uns als etwas Festes; sind sie aber nicht. Wenn ganz nah herangezoomt wird, gebärden sich Massen eher als Vortex-Generatoren mit eigentümlichen informativen Bindungseigenschaften.

Aber woher kommen diese Eigenschaften? Und wer formt die Massen zu Körpern?

Massen können neu erschaffen werden oder sie existieren bereits seit langer Zeit. Bei der Neuentstehung spielen alles durchdringende immaterielle Felder, wie das Higgs-Feld, eine wichtige Rolle; die Wechselwirkung mit diesen Feldern erzeugt dann Eigenschaften wie zum Beispiel »Schwere«. Unsere Körper-Masseteilchen sind auf diese Weise entweder neu entstanden, oder aber sie stammen aus Sternenstaub und sie waren deshalb teilweise bereits in anderen Galaxien. Da die gängigen Masseteilchen eine enorm lange »Lebensdauer« haben, waren sie auch schon in anderen Menschen, Tieren, Pflanzen, Steinen.

Massen brauchen Information, um zu 3-dimensionalen Körpern geformt zu werden. Erst diese Formung ergibt die entscheidenden Eigenschaften der Materie, auch unserer Körpermaterie. Alle Körper-Materie besteht aus Masse und Information. Und alle haben zum Beispiel aufgrund ihrer Formung und ihrer Verbindung sehr spezifische Resonanzeigenschaften zwecks Wirkung.

Aber woher kommen die Information und damit die Eigenschaften?

Wieder ist ein immaterielles Feld vonnöten, und dieses Feld ist fantastisch. Erst einmal müssen wir die Relation unserer Massen zu diesem Feld darstellen.

Wir fragen uns also, was existiert neben den Massen (Elektronen, Atomkern mit Quarks) in uns und im gesamten Universum? Es ist das Vakuum! – definitionsgemäß ohne Massen, also noch ohne verkörperte Energie –, dort herrschen deshalb andere physikalische Gesetzmäßigkeiten; es gibt weder Zeit, noch Raum, noch Kräfte – aber jede Menge potentielle Energie und jede Menge potentieller Information.

Unser Körper und alles Materielle bestehen zu 99,999999999 Prozent des Volumens aus diesem massefreien Vakuum, und genau hier finden wir unser oben bereits erwähntes Reservoire der potentiellen Energie. Wir und alles andere schwimmen mit Masseteilchen von 0,000 000 001 Volumen Prozent in einem Meer von potentieller Energie und Information. Das heißt: Wir bestehen fast vollständig aus zeit- und kraftloser potentieller Energie, die erst durch Resonanzen, Gedanken, Vorstellungen, Erkenntnissen, Überzeugungen ... die Dimensionen »Raum« und »Zeit« erhält und damit in verkörperte Energie gewandelt wird – Endprodukt: »Wirkung«.

Wir erfahren davon aus heutiger Lehre nichts, weil nur die Welt der Masse messtechnisch zugänglich ist, da hier die Kräfte entstehen. Wo Kräfte und damit auch Differenzen sind, lässt sich trefflich messen, und wo es etwas Messbares gibt, ist die Wissenschaft zur Stelle. Deshalb sind die klassische Physik und alle von ihr beherrschten Wissenschaftsdisziplinen auf die äußerst gering ausgedehnte Massewelt beschränkt, die aber keineswegs das Lebendige vollständig beschreiben kann. Die Massewelt, hauptsächlich Elektronen als verkörperte Energie, macht nur einen verschwindend geringen Teil des Körpervolumens aus.

Und das Vakuum hält nicht nur die potentielle Energie bereit, sondern eben auch die potentielle Information. Das Schicksal der Information spiegelt sich ebenfalls in der Quantenphysik wider.

»Quantenphysik ist eine Wissenschaft der Information«, sagt Zeilinger in seinem Buch. »Information ist die fundamentale Währung der Physik«, sagt C.F. von Weizsäcker in seiner Abhandlung »Einheit der Natur«, 1971. »Information ist die Grundlage alles Seienden«, sagt das Ehepaar Görnitz in *Evolution des Geistigen*.

Hier im Buch hat die Autorin ein sehr lesenswertes Kapitel über Information eingesetzt, dennoch bringe ich hier im Vorwort noch einige Pointierung dazu. Denn dieses Thema ist extrem wichtig. Tatsächlich – alles, was wir haben, ist Information, die wir über entsprechende Kanäle abrufen:

- ausgehend von unseren Sinneseindrücken,
- ausgehend von Gefühlen, die sich zur Bewertung einer Situation einstellen,
- ausgehend von intellektuell bearbeiteten Antworten auf Fragen, die wir stellen,
- ausgehend von der Interpretation und dem Geben von Sinn und Bedeutung.

Die Wirklichkeit (das Wirken) konstruieren wir erst danach, abgeleitet von diesen so erhaltenen Informationen. Unsere Welt, einschließlich der Natur, entsteht letztlich durch unser geistig-seelisches Konstrukt aufgrund unserer Eindrücke durch zufließende Information. Auf diese Weise sind wir keinesfalls separiert von der Natur und von einem Forschungsobjekt, sondern durch das Erkennen von Information entdecken wir die Natur, wir ziehen also die Decke weg von Dingen, die längst vorhanden sind.

Und genau an diesem Punkt: Erkenntnis durch Entdecken von Informationen, ist das Geheimnis des Lebens aufgehängt. Wenn wir uns dieses Geheimnis klarmachen, sind wir einen Riesenschritt weiter im Verständnis – eine Bedingung für willentlich geschaltete Realität, also quasi für unsere Schöpfungs-Aktivität.

Es geht um das, was wir allgemein Bewusstsein nennen. Information, so wie wir alle sie als Begriff verstehen, kann es nur geben, wenn sie als solche erkannt wird. Wird Information als solche nicht erkannt, gibt es keine Information. Wie wird Information erkannt? Bei uns und allem immer ausschließlich durch ein Bewusstsein. Auch dem sogenannten Unterbewusstsein oder auch Unbewussten müssen wir Informationserkennung zugestehen, denn wir wissen von unter- und unbewussten Wirkungen. Zum Beispiel ist das gesamte Vegetativum des Menschen mit seinen Lebensfunktionen (Sympathikus, Parasympathikus, Herz, Atmung, Nieren usw.) unbewusst moduliert von Gedanken und Gefühlen, beruhend auf Informationen. Von unbewusster Mimik und Weinen war schon die Rede.

Ohne Bewusstsein/Unterbewusstsein gibt es für uns nichts auf dieser Welt.

Das, was wir beobachten und registrieren, existiert nur, *wenn und insofern* wir es beobachten und registrieren. Mein individuelles Bewusstsein erschafft nicht die »Welt da draußen«, sondern immer und ausschließlich eine *Beschreibung* der Welt. Aber: Die Beschreibung ist für uns das entscheidende Eingeprägte. Aufgrund der Beschreibung richten wir uns aus. Und die Welt antwortet darauf.

Tatsächlich ist die Welt immer genau das, was wir von ihr denken.

- Aufnahme der Energie aus der Umwelt und Denken findet in uns statt, deshalb ist auch das, was wir als Außenwelt in unserem Umfeld bezeichnen, in Wirklichkeit allein in uns.
- Wir sagen zwar alle, dass die konkrete Umgebung »da draußen« existiert, aber wir übersehen, dass diese Umgebung erst in uns entsteht.

Nun zu schließen, dass unsere physische Umwelt allein eine Vorstellung in unserem Geist ist, fällt uns allen schwer. Dennoch ist unsere physische Umgebungsrealität immer eine Projektion unseres individuellen Geistes nach außen.

Laut Erwin Schrödinger in seinen bereits zitierten Tarner Lectures, Trinity College, Cambridge: »Es ist schon paradox: Unser Geist projiziert seine Kraft mithilfe der Gedanken und mithilfe des Bewusstseins nach außen in eine selbst gebaute Raumzeit, objektiviert damit und glaubt dann felsenfest, das Geschehen hätte eine von ihm unabhängige Wirklichkeit.«

Jede dieser Projektionen ist mit Gefühlen und Empfindungen gekoppelt, sodass immer die Seele als Hort der Gefühle mitschwingt. Die Realität wird auf diese Weise immer moduliert.

Messung ist Erkennen: Jeder Messvorgang ist gemäß dem Quantenpostulat unvermeidlich mit einer Wechselwirkung zwischen Quantenobjekt und Messapparatur verbunden. Nicht die Eigenschaften von Quantensystemen sind damit beschrieben, sondern »unsere (Er)kenntnis ihres Verhaltens«.

Längst bewiesen – aber unbeachtet ist das sogenannte **Messproblem der Quantenmechanik, im Jargon von Niels Bohr als »Kopenhagener Deutung« oder auch »Beobachtereffekt« bekannt**:

Elektronen sind Teil eines gewaltigen holistischen Netzwerks. Ohne sie gäbe es keine Strukturen, keinen Menschenkörper, keine Natur. Alles gehört den Elektronen, von den Galaxien bis zu Menschen und Einzellern. Wiederholen wir nun: Elektronen sind so lange Wahrscheinlichkeiten (Möglichkeiten), bis sie (durch »Messung«/»Beobachtung«) festgelegt werden. Elektronen u.a. Teilchen wandeln sich aus einem für uns unsichtbaren, undefinierbaren Zustand vieler Möglichkeiten in ein einziges Ergebnis. Voraussetzung dafür: »Erkennen« einer (der Messmethode entsprechenden definierten) Eigenschaft. Und das gilt für alle Information, auch für jede materielle Konstruktion. Information braucht essenziell ein Ziel zur Wirkung und Verarbeitung, was nur und ausschließlich über den Bewusstseinsvorgang funktioniert. Diese Vorgänge sind eine Angelegenheit der Definition der Begriffe (innerhalb dieses Buches im Folgenden gut beschrieben).

Zitat: »... Wir selbst erzeugen jeden Augenblick die Ergebnisse der Messung.« (M. Mermin, Boojums: *All the Way Through: Communicating Science in a Prosaic Age.* Cambridge University Press, Cambridge, UK, 1990).

Wir sagen dann Dinge wie: »Elektronen gehorchen den Gesetzen der Physik.« Aber wir übersehen, dass diese Gesetze nur mithilfe der geistigen Auswüchse unserer Gehirne und ihrer Ankopplung an ein universelles Bewusstseinsfeld existieren.

Pointiert gesagt: Wir beschreiben das Verhalten von einem Ding entweder deterministisch oder statistisch und behaupten dann felsenfest, das Ding gehorche dieser Beschreibung. Es gehorcht aber nicht der Beschreibung, sondern es ist durch die Beschreibung, die wir uns von ihm machen, und durch entsprechende Messungs-Vorrichtungen erst existent geworden; und vorher war es nicht als Ding vorhanden, weshalb es auch nicht gehorchen konnte.

So passiert genau das, was die Physik bestens kennt: Erwarten wir mit einer speziellen Experiment-Apparatur ein Teilchen, finden wir Teilchen. Suchen wir mit einer anderen speziell errichteten Apparatur Wellen, finden wir Wellen. Suchen wir in einer speziellen Anordnung etwas anderes, was unsere Theorie vorhersagt, finden wir auch das.

Die immer wieder ablaufende Kaskade sieht – ausgehend von der Wissenschaft – folgendermaßen aus: Wir machen uns Vorstellungen von bestimmten Zielen und Wirkungen, setzen diese Vorstellung-/Wirkungs-Erfahrungen um in Theorien mit mathematischen Formeln und sind nun fest davon überzeugt, dass diese Wirkungen eine von uns unabhängige Existenz haben.

Diese Überzeugung gelangt als Glaube in die Allgemeinheit. Die Folge davon ist eine durch Menschen verursachte immense Verstärkung der Realitätsschaltung von als Ganzes neu geformten Quantentransformationen aus Möglichkeiten. Damit wird diese Neuschöpfung zur allgemeinen Selbstverständlichkeit. Und wir übersehen, dass nichts davon vorhanden wäre, gäbe es keine Vorstellungen und kein Bewusstsein, das diese Vorstellungen ermöglicht und trägt.

Interessant ist nun, dass wir nicht einmal konkret beobachten müssen, um eine Wechselwirkung zu starten, sondern es genügt, die Gedanken aufgrund von erkannten Möglichkeiten konkret zu formulieren (wie wir eine Theorie erstellen). Indem der experimentierende Mensch eine Information in Aussicht gestellt bekommt, schaltet das System bereits um. Glaube wird zu Geisteigenem Wissen. Glaube schafft Realität.

Die Arbeitsgruppe Mandel, Universität Rochester, zeigt (im Spektrum-Buch *Quantenphilosophie*): Bereits das potentielle Wissen des Beobachters über eine Messmöglichkeit reicht aus, Quanten in die Realität zu befördern.

Das bloße Erkennen, dass es aufgrund einer erdachten Methode eine Information über einen genauen Quantenweg geben könnte (Theorie), zwingt das Quant, sich zu outen.

Dieses Ergebnis ist schier umwerfend: Bereits die konkrete Möglichkeit, eine Erkenntnis zu erhalten (der Glaube, etwas zu bekommen, wie im Gebet), und nicht erst die direkt erhaltenen Messungsergebnisse, lässt Möglichkeits-Wellenzustände kollabieren und schaltet reale Kräfte.

Was wir als wahr empfinden, glauben wir. Was wir glauben, wird zur Realität. Placebo/Nocebo, Psychoneuroendokrinologie,

-immunologie sind schöne Beweise dafür. Dabei spielt es keine Rolle, ob die Information oder das Geschehen tatsächlich einer absoluten Wahrheit oder einer wahren Wirklichkeit unterliegt. Selbst pure Fantasie kann als wahr empfunden und deshalb realisiert werden und hat dann als Erfahrung Bestand (s. Meme, Engel, Dämonen …). Das zeigt uns sehr deutlich genau das, was wir hier bisher hergeleitet haben: nämlich dass Quanten aufgrund ihres Informations-Charakters geistige Phänomene zeigen, die sich mit den Quanten unserer geistigen Funktion verbinden. »Ich potentielles Quant sag dir Mensch, was ich gleich sein werde, weil du Mensch verstanden hast, dass dies möglich ist.«

Der große Quantenphysiker John Archibald Wheeler, † 2008, von der Eliteuniversität Princeton hat diese Beziehung so zusammengefasst: »Aus der Erkenntnis, dass das Bewusstsein das Agens ist, das ein subatomares Teilchen, etwa ein Elektron, existent werden lässt, sollten wir nicht voreilig schließen, wir seien die einzigen Agenzien in diesem schöpferischen Prozess. Wir erschaffen zwar subatomare Teilchen und dazu das gesamte Universum, aber umgekehrt erschaffen sie auch uns. Eins erschafft das andere im Rahmen einer ›Selbstregulierenden Kosmologie‹.« (Wheeler JA, Misner C, Thorne, KS (1973) Gravitation. Freeman, San Francisco).

Ulrich Warnke,
Saarbrücken
August 2023

Vorwort der Autorin

Viele Menschen halten sich für »nüchtern naturwissenschaftlich denkend« und sehr rational, wenn sie nur »glauben, was sie sehen können«. Das ist aber schon lange nicht mehr naturwissenschaftlich! Wer gehofft hatte, den Geist umgehen zu können, wird enttäuscht werden. Die Fakten sind eindeutig. Für die, die es wirklich wissen wollen, soll dieses Buch eine Brücke zum neuen Verständnis der Wirklichkeit bauen, die die Physik liefert. Es steckt sehr viel Potential darin, das wir nutzen sollten, vor allem zur Heilung.

Einleitende Gedanken zum Thema

»Wir alle stehen an der Schwelle einer Revolution – einer Revolution, die so verwegen und fundamental ist wie Einsteins Entdeckung der Relativität. Am äußersten Rand der Wissenschaft tauchen neue Ideen auf, die eine Herausforderung für unser gesamtes Weltbild und unsere Definition von uns selbst darstellen. Wissenschaftliche Forschungsergebnisse beweisen, was die Religion stets behauptet hat: dass menschliche Wesen sehr viel mehr sind als eine Ansammlung aus Fleisch und Knochen. Prinzipiell beantwortet diese neue Wissenschaft Fragen, die den Forschern schon seit Jahrhunderten Rätsel aufgeben, und aufs Wesentliche zurückgeführt, ist dies eine Wissenschaft des Wunderbaren.« So beginnt das Buch *Das Nullpunkt-Feld* von Lynne McTaggart, und die Rede ist von der Quantentheorie.

Selbst wenn Sie das schon einmal so oder ähnlich gelesen haben – glauben Sie das? Und wenn ja, ist Ihnen die Tragweite dessen bewusst, was hier behauptet wird?

In vielen Büchern wird erklärt, wie sehr die Quantentheorie unser Bild von der Wirklichkeit verändert hat, und es gibt viele Beschreibungen darüber, wie sehr die Diskussion um die Deutung der Ergebnisse der Berechnungen die Physikergemeinde durcheinandergewirbelt hat.

Besonders berühmt sind Einsteins Probleme mit dieser Theorie, obwohl er selbst mehrere Beiträge zu ihrer Entwicklung geleistet hat. Aber wie weit haben wir das in unser Verständnis von der Wirklichkeit integriert? Wohlgemerkt: Es geht hier um Diskussionen aus der ersten Hälfte des letzten Jahrhunderts, das Ganze ist also nicht neu! Die Diskussion hält immer noch an, und die neueren Ergebnisse verlangen von uns, dass wir unser Bild von der Welt und uns selbst darin grundlegend ändern.

Noch ein paar Kostproben dazu: »Einige Jahrzehnte haben angesehene Wissenschaftler verschiedener Disziplinen überall in der Welt gut geplante Experimente durchgeführt, deren Ergebnisse für die konventionelle Biologie und Physik einen Schlag ins Gesicht darstellen. Zusammengenommen bieten diese Untersuchungen uns eine Fülle von Informationen über die zentrale organisierende Energie, die unseren Körper und den Rest des Kosmos steuert. Was sie entdeckt haben, ist nichts weniger als erstaunlich. Auf unsere letzten elementaren Grundlagen zurückgeführt, sind wir nicht eine chemische Reaktion, sondern eine energetische Ladung. Menschliche Wesen und alle lebenden Geschöpfe sind energetische Einheiten in einem Feld aus Energie, verbunden mit allem und jedem auf dieser Welt. Dieses pulsierende Energiefeld ist der zentrale Motor unseres Daseins und Bewusstseins, das Alpha und Omega unserer Existenz.« So geht es weiter in McTaggarts Buch.

Nehmen Sie das ernst? Auch noch, wenn es in der Erkenntnis gipfelt, dass dieses eine »Energiefeld, das allem zugrunde liegt«, verantwortlich ist »für unsere höchsten geistigen Funktionen und zugleich die Informationsquelle, die das Wachstum unseres Körpers lenkt«? Und dass das ganze Universum nur »als ein dynamisches Gewebe von Wechselwirkungen« verstanden werden kann?

Es dürfte hilfreich sein, für die weitere Diskussion einen Überblick über die derzeitigen Ergebnisse der Forschungen in diesem Bereich zu bekommen, weil es sehr viele Bücher dazu gibt, die aber die wenigsten alle lesen. Ich möchte deshalb die wichtigsten Konsequenzen der Forschungen im Bereich der Quantenphysik und angrenzender Bereiche aufzeigen und dann weiter auf die Quellen verweisen, die diese näher begründen, die Experimente dazu erklären und mit weiteren Mitteln beschreiben, warum das zwingende Konsequenzen der vorliegenden Ergebnisse sind. Natürlich gibt es hier auch Meinungsverschiedenheiten und es besteht noch viel Klärungsbedarf, aber es gibt bereits sehr viele eindeutige Ergebnisse. Zahlreiche Experimente belegen Phänomene, für die die herkömmliche Wissenschaft keine Erklärung liefern kann. Es gibt jedoch durchaus Modelle, die das können. Sie erfordern allerdings eine Ausweitung der Grenzen unseres bisherigen Denkens in Sachen Wissenschaft. Es geht um nichts weniger als einen *Paradigmenwechsel.*

Dazu habe ich die zentralen Aussagen der Fachleute zusammengestellt. »Das Nullpunkt-Feld« von Lynne McTaggart ist eines der besten Bücher zum Thema, das ich kenne. Es hat über 300 Seiten, und weil die sich nicht mal eben kurz lesen lassen, ebenso wie die anderen wundervollen (man müsste eigentlich »Wunder-vollen« schreiben) Bücher dazu, habe ich die Highlights zusammengefasst. Ich zitiere dabei oft wörtlich, um nichts an den Interpretationen zu verfälschen. Das hat zur Folge, dass nicht alle Begriffe in diesem Buch eine einheitliche Schreibweise haben können, da manche Werke beispielsweise vor der Rechtschreibreform verfasst wurden, aber ich denke, darüber lässt sich hinwegsehen. Es geht mir um eine Begriffsklärung in diesem schwierigen Feld, und ich möchte sicherstellen, dass die Beschreibungen und Definitionen der Fachleute genauso rüberkommen, wie sie gegeben wurden. (Erläuternde Erklärungen innerhalb von Zitaten sind in eckige Klammern gesetzt.)

Man kommt letztlich natürlich von einer Begriffsbestimmung auf die nächste, weil die Begriffe, die darin benutzt werden, selbst wieder erklärungsbedürftig und vor allem ihre Definitionen wiederum nicht immer einheitlich sind. So käme man nie zum Ende, man muss sie aber auch nicht alle weiterverfolgen, um den grundsätzlichen Zusammenhang von Energie-, Informations- und Schwingungsmedizin zu klären. Wie **Bohm** sagt, können »die wesentlichen Dinge nicht definiert« werden, aber »wir können sie entfalten« (9[1], S. 128)[2], das heißt, wir können ihre Bedeutung erklären, soweit gerade unser Erkenntnisstand reicht, und ihre Beziehungen zu anderen, schon bekannten Sachverhalten darstellen. Je weiter wir dabei kommen, umso tiefer wird unser Verständnis, aber es ist unwahrscheinlich, dass wir dabei je ein Ende erreichen. Nichtsdestoweniger lohnt es sich zu sammeln, was wir alles schon herausgefunden haben.

Ich liefere dafür gleichsam die Häppchen, die Ihnen Appetit auf mehr zu diesen Themen machen sollen. Sie können dann in den angegebenen Quellen selbst nachlesen, was die Wissenschaft Faszinierendes zutage gefördert hat und warum der Großteil sehr gut begründet ist. Diese dazugehörigen Erklärungen kann ich nur

---

1 Die Zahlen in Klammern vor den Seitenangaben beziehen sich auf die im Literaturverzeichnis angegebenen Zahlen zu den einzelnen Werken.

2 David Bohms Theorie der »impliziten Ordnung« wird oft erwähnt. Sie ist sehr komplex, und ich gebe sie weiter unten nur in den Aspekten wieder, die für unser Thema relevant sind. Man kann in seinen berühmten Büchern noch vieles Weitere zum Thema »das Ganze ist mehr als die Summe seiner Teile« finden, und ich möchte sie Ihnen sehr ans Herz legen.

ein Stück weit mitliefern, weil jede für sich meist ein eigenes Buch erfordert. Ich gebe dann jeweils an, wo Sie die Sachverhalte genauer nachlesen können.

Und keine Sorge, Sie brauchen für das alles kein Physik- und auch kein Mathematikstudium, ja noch nicht einmal eine besondere naturwissenschaftliche Vorbildung! Es geht darum, die Folgen der neuen Erkenntnisse zu verstehen, die ganz entscheidend für alles sind, was mit Heilung zu tun hat.

Dabei werden wir bis in die Bereiche des Bewusstseins vorstoßen, denn wenn es um Heilung geht, ist das letztlich der zentrale Punkt für alle, die ganzheitliches Heil-Sein unterstützen möchten. Genau da ist auch die Physik angekommen, also *die* Naturwissenschaft par excellence.

Ich selbst arbeite im Bereich der energetischen Heilmethoden und wollte ursprünglich wissen, ob die Begriffe Energie-, Informations- und Schwingungsmedizin letztlich dasselbe meinen. Es gibt hier noch keine allgemein anerkannten Definitionen. Meist werden sie synonym gebraucht, und vielleicht ist das auch in Ordnung. Möglicherweise überschneiden sich diese Bereiche aber auch, und es wäre ein Beitrag zur Klärung, was die neuen Ansätze alles zu bieten haben, wenn man sich diese Bezeichnungen genauer anschaut. Wichtig ist mir eine möglichst fundierte Diskussion auf dem derzeitigen Stand der Forschung, weil hier viel Unklarheit herrscht. Wenn man keine Angst vor dem Einsturz des eigenen Weltbildes hat, macht es sehr viel Spaß, sich damit auseinanderzusetzen.

Außerdem ist es höchste Zeit, die zahlreichen Heilmethoden, die uns inzwischen zur Verfügung stehen, aus dem allgegenwärtigen

Dunstkreis der »Esoterik-Kritik« herauszuholen. Was ist eigentlich damit gemeint? »Esoterik« meint laut Wikipedia ursprünglich »eine philosophische Lehre, die nur für einen begrenzten ›inneren Personenkreis‹ zugänglich ist – im Gegensatz zu Exoterik als öffentlichem Wissen. Andere traditionelle Wortbedeutungen beziehen sich auf einen inneren, spirituellen Erkenntnisweg, etwa synonym mit Mystik, oder auf ein ›höheres‹, ›absolutes‹ Wissen. Daneben wird der Begriff in freier Weise für ein breites Spektrum verschiedenartiger spiritueller und okkulter Lehren und Praktiken gebraucht.« Wenn man sich die Ergebnisse der modernen Physik ansieht, wundert es nicht, dass viele das als mystisch oder zumindest sehr befremdlich empfinden. Man muss sich schon genauer damit auseinandersetzen, wenn es diesen Touch verlieren soll. Es ist weitgehend die derzeit in der Wissenschaftlergemeinde anerkannte Auffassung darüber, wie die Wirklichkeit funktioniert! Einige Physiker hatten sich in den Anfängen der Interpretation der quantentheoretischen Erkenntnisse darauf zurückgezogen, dass diese nur für die subatomare Welt gelten oder zumindest nur für die unbelebte Materie, aber diese Hoffnung konnte nicht lange aufrechterhalten werden.

Wie McTaggart, Warnke, Laszlo und viele andere feststellen, sind wir bei dem angekommen, was die meisten alten spirituellen Traditionen schon immer behauptet haben, nämlich dass alles mit allem verbunden ist und jegliche Wahrnehmung von Getrennt-Sein eine Illusion.

Wenn man sich als jemand verstehen will, der wissenschaftlich orientiert ist und arbeitet, sollte man sich mit dem Feld des Geistigen auseinandersetzen, denn dies ist der Stand der Wissenschaft – wie gesagt, nicht erst seit Kurzem! Dazu noch ein Zitat aus McTaggart: »Die Pioniere der Quantenphysik – Erwin Schrödinger, Werner Heisenberg, Niels Bohr und Wolfgang Pauli – hatten eine dunkle Ahnung von dem metaphysischen Territorium, das sie betreten hatten. Wenn Elektronen überall gleichzeitig miteinander verbunden waren, hatte das eine grundlegende Bedeutung für das Wesen der Welt insgesamt. Bei ihrem Versuch, die tiefere Wahrheit hinter der von ihnen beobachtbaren seltsamen subatomaren Welt zu erfassen, wandten sie sich den klassischen philosophischen Texten zu, Pauli untersuchte die Psychoanalyse, die Archetypen und die Kabbalah, Bohr das Tao und die chinesische Philosophie, Schrödinger die hinduistische Philosophie und Heisenberg die platonische Theorie der alten Griechen.« (45, S. 13) Waren sie alle bei der Beschäftigung mit ihrer Wissenschaft zu Mystikern geworden? Wenn ja, können sie dann noch »gute Naturwissenschaftler« sein? Vielleicht sind das ja auch keine Gegensätze, und wir haben nur bisher zu eingeschränkt auf »die Wirklichkeit« geschaut. In **Capra**s Buch *Das Tao der Physik* wird sehr gut erklärt, inwieweit »die östliche Mystik einen stimmigen, schönen Rahmen für die modernsten Theorien unserer physikalischen Welt liefert«. (14, S. 8)

»Mystiker scheinen mit diesen Vorstellungen keine Probleme zu haben, denn die meisten dieser Ideen sind älter als die Teilchenbeschleuniger.« Viele Begründer der Quantenmechanik beschäftigten sich mit Spiritualität. »Niels Bohr führte das Yin/Yang-Symbol in seinem Wappen; David Bohm unterhielt sich lange mit dem indischen Weisen Krishnamurti; Erwin Schrödinger hielt Vorlesungen über die Upanishaden.« (2, S. 60) In dem Buch *Bleep*, aus dem diese beiden Zitate stammen, wird in Kürze ganz wunderbar dargestellt, warum gerade jetzt die Zeit ist, Wissenschaft, Glaube, »Wunder«, Magie und Geist in ein übergreifendes Konzept zu bringen. Den Rahmen dazu liefert ebendie Quantenphysik. Einer der Autoren, **Dean Radin**, hat in seinem Buch *Entangled Minds* zahlreiche Experimente beschrieben, die

die Verschränkung von Bewusstseinen weit entfernter Personen belegen. Er ist auch derjenige, der das berühmte Global Consciousness Project gestartet hat, in dem gezeigt werden konnte, wie globale Emotionen – also solche, die gleichzeitig bei sehr vielen Menschen bei hoch emotionalen Ereignissen auftreten – die Elektronik von Zufallsgeneratoren beeinflussen.

Nullpunkt-Feld und Vakuum – das »Nichts«, das nicht Nichts ist

Die erste große Herausforderung war, dass sich alles in »nichts« aufzulösen schien, wenn man die Materie immer weiter auseinandernahm. Nicht nur, dass **Carlo Rubbia** zeigen konnte, dass die Materie nur zu einem Milliardstel Teil aus »Masse« besteht, sondern er erbrachte auch den experimentellen Nachweis, dass die Struktur der Materie durch energetische Wechselwirkungsquanten gesteuert wird, wofür er 1984 den Nobelpreis bekam. (Ab dieser Zeit bezeichnete man den Raum zwischen dem Atomkern und den Elektronen als *Vakuum*, weil man ihn nicht messen konnte.) Es zeigte sich auch noch, dass es so etwas wie ein »atomos«, also ein letztes unteilbares Materie-Element, offenbar nicht gibt. Es war jetzt nicht mehr nachvollziehbar, wie so etwas Festes wie Materie zustande kommen kann. Was die ständig um Objektivität bemühten Wissenschaftler aber noch viel mehr irritierte, war die Sache mit der Rolle des Beobachters bei Experimenten. »Die Quantenpioniere hatten entdeckt, dass unsere Verbindung mit der Materie entscheidend war. Subatomare Partikel existieren in allen möglichen Zuständen, bis sie von uns gestört werden –

indem wir sie beobachten oder messen, wodurch sie sich dann langfristig als etwas Reales niederlassen.« (45, S. 14)

Und nicht nur die Art des Experiments war entscheidend für das, was als Ergebnis herauskam, sondern es wurde immer klarer, dass das Bewusstsein des Experimentators eine Rolle spielt! Spätestens jetzt regte sich bei vielen heftiger Widerstand. Die Sache mit der »objektiven Wissenschaft« wurde schwierig, und das ausgerechnet in der Physik, *der* Naturwissenschaft schlechthin! (Mathematik gehört nicht zu den Naturwissenschaften, wie oft fälschlich angenommen wird.) Inzwischen gibt es viele Experimente über den Einfluss des Bewusstseins auf das, was im Außen passiert, zum Beispiel bei physikalischen Experimenten, die sich auch in der Wissenschaftlergemeinde noch nicht allgemein herumgesprochen haben! Zahlreiche Beispiele finden sich in McTaggarts Buch.

Zum Überdenken der Rolle des Beobachters für den Ausgang von Experimenten hat das sogenannte Doppelspalt-Experiment gezwungen – davon haben bestimmt schon viele gehört und gelesen, aber ist damit klar, wie die Schlussfolgerung lautet? Eine sehr gute Beschreibung dieses vielleicht berühmtesten Experiments der Physikgeschichte findet sich bei **Goswami** (27, S. 94–102). **McTaggart** beschreibt das Ergebnis so, dass es zu der Annahme zwingt, dass zwischen dem Beobachter und dem beobachteten Objekt (schon dieser Begriff muss nach den neuen Erkenntnissen hinterfragt werden, weil eben keine scharfe Trennung zwischen Beobachter und Beobachtetem mehr gezogen werden kann) »eine Wechselwirkung besteht – dass diese Partikel nur mit einer bestimmten Wahrscheinlichkeit in Raum und Zeit existieren, bis sie ›beunruhigt‹ werden und der Vorgang der Beobachtung und Messung sie in einen festgelegten Zustand zwingt, – so als würde sich Gelee verfestigen. Diese erstaunliche Beobachtung hatte auch die Vorstellungen von der Natur der Wirklichkeit in ihren Grundfesten erschüttert, denn die Schlussfolgerung lautet, dass das Bewusstsein des Beobachters das beobachtete Objekt ins Dasein bringt. Nichts im Universum existiert als tatsächliches ›Ding‹ unabhängig von unserer Wahrnehmung.« (45, S. 32f)

Ob dieser letzte Satz in letzter Konsequenz stimmt, ist fraglich, nicht nur weil wohl die meisten nicht glauben können, dass zum Beispiel der Mond nicht da ist, wenn wir ihn nicht ansehen (und damit Einstein Solidarität bekunden), auch wenn es sein mag, dass immer irgendjemand auf der Erde ihn gerade anschaut.

Rund um das Thema existieren viele verschiedene Konzepte, und es käme ein eigenes Buch dabei heraus, wenn man auch nur ansatzweise angemessen darzustellen versuchte, welche Definitionen und Experimente es dazu gibt. Auf die Rolle des Bewusstseins für Heilung gehe ich später noch genauer ein. An dieser Stelle möchte ich nur darauf aufmerksam machen, dass es mehrere Ansätze gibt, die davon ausgehen, dass Bewusstsein nichts ist, was auf das Gehirn oder etwas anderes innerhalb unseres Körpers beschränkt ist. Für **Burkhard Heim** zum Beispiel ist das Gehirn nicht der Ursprungsort der Gedanken, sondern funktioniert lediglich als Transformator! Ebenso sieht es **Reimar Banis**, der als Vergleich bringt, dass ein Schaden am Fernseher ja auch zu einer Bildverzerrung führen könne, »ohne dass jemand auf die Idee käme, das Fernsehprogramm entstünde im Fernseher«. (3, S. 25) Für **Ulrich Warnke** ist »das Gehirn immer nur ein Werkzeug zur Ankopplung des geistigen Prinzips Bewusstsein an die Materie«. (79, S. 98)

Vor allem aber das, was man über das Nullpunkt-Feld herausgefunden hatte – **Max Planck** hatte es als Erster bereits 1912 postuliert (7, S. 188ff)[3] –, machte die Sache sehr spannend. Ich werde später noch genauer darauf eingehen. Weil es so irritierend war, haben die Physiker es in ihren Gleichungen vernachlässigt mit der Begründung, dass etwas, was allgegenwärtig ist und deshalb nichts ändert, gestrichen werden kann. Man nennt das »Renormalisierung« (45, S. 43). Solche Dinge sind üblich in der Wissenschaft. Wenn man sich mehr damit beschäftigt, wie Gleichungen zustande kommen, wird klar, dass nicht alles, was berechnet worden ist, als objektiv feststehend gelten kann. Hierzu sei auf **Konstantin Meyl** verwiesen, auf dessen Theorie ich später noch zurückkomme.

Wenn man wagt, weiter dranzubleiben, wird man belohnt: Es gibt hier Antworten auf Fragen, die die Menschheit seit Urzeiten beschäftigen! »Hier, im sogenannten ›toten‹ Raum, lag wahrscheinlich der Schlüssel zum Leben selbst.« (45, S. 16) Die Zitate aus McTaggart sollen Sie natürlich auch neugierig auf das ganze Buch machen. Es gibt Dutzende Bücher über diese Themen, aber die hier verwendete Sprache beschreibt besonders eindringlich die Herausforderungen, die die gefundenen Ergebnisse bedeuten.

---

3 Die Geschichte ist danach so abgelaufen: Planck »kam aber 1914 zu dem Schluss, dass diese keine beobachtbaren Konsequenzen haben könne und gab deshalb das Konzept wieder auf. […] Einstein und sein Kollege Stern wandten dieses Prinzip dann 1913 auf die Berechnung der spezifischen Wärme von Molekülen an. Sie wiesen darauf hin, dass *aus der Planck'schen Strahlungsformel die Existenz einer solchen Restenergie folge.* […] Der große Physiko-Chemiker Walter Nernst (1864–1941) schließlich folgte 1916 dem Hinweis von Planck und argumentierte, selbst im leeren Raum ohne jede Materie und thermische Strahlung – wenn bei einer Temperatur am absoluten Nullpunkt nur ein ›Vakuum‹ zurückbleibt – müsse das elektromagnetische Feld noch in einem Zustand unaufhörlicher Aktivität sein und somit eine ›Nullpunktenergie‹ besitzen. […] Trotzdem blieb die Nullpunktenergie umstritten bis 1925, als Werner Heisenberg (1901–1976) zeigte, dass ihre Existenz aus dem Unschärfeprinzip der Quantenmechanik folgt. Im folgenden Jahr nahmen Max Born (1882–1970), Werner Heisenberg und Pascual Jordan (1902–1980) die Nullpunktenergie in die Theorie der Quanten-Elektro-Dynamik auf und sagten voraus, dass fluktuierende Nullpunkt- oder Vakuumfelder sogar beim Fehlen jeglicher Strahlungsquellen existieren müssten.« (7)

Alle hier zitierten Bücher sind Highlights zu den jeweiligen Themen, und vielleicht bekommen Sie Lust, weiter darin zu forschen!

Bei einer Beschäftigung mit Energie-, Informations- und Schwingungsmedizin kommen automatisch die Bedeutungen und Definitionen der folgenden Begriffe ins Spiel:

Schwingung, Energie, energetisch, Information – Bedeutung – Sinn, Bewusstsein, das »Nichts«, Vakuum, Nullpunkt-Feld/-Energie, Resonanz, Kohärenz, Skalarfelder, Fraktale, holographisches Universum, Realität, Matrix.

So weit meine bisherige Sammlung. Noch ein paar Appetizer aus McTaggarts Buch: »Einige Forscher dachten erneut über verschiedene Gleichungen nach, die bisher aus der Quantenphysik heraussubtrahiert worden waren. Diese Gleichungen standen für das Nullpunkt-Feld – ein Ozean mikroskopischer Schwingungen im freien Raum zwischen den Dingen. Wenn wir das Nullpunkt-Feld in unsere Vorstellungen über die grundlegende Natur der Materie aufnehmen, so erkannten sie, dann war der letztendliche Unterbau unseres Universums ein wogendes Meer von Energie – ein unendlich weites Quantenfeld. Und wenn das stimmte, dann wäre alles mit allem verbunden wie in einem unsichtbaren Netz.« Alles, ob Lebewesen oder nicht, besteht letztlich aus demselben Material, nämlich »Ansammlungen von Quantenenergie, die ständig Informationen mit diesem unerschöpflichen Energiemeer austauschen«. (Wenn Ihnen hierzu **Nikola Tesla** einfällt, liegen Sie richtig.) Auch unser Denken funktioniert nach Quantengesetzen – »Quanteninformationen, die simultan durch unser Gehirn und unseren Körper pulsieren. [...] Diese Entdeckungen waren außerordentlich und häretisch. Auf einen Schlag stellten sie viele Grundgesetze der Biologie und Physik in Frage. Was man hier aufgedeckt hatte, war nicht weniger als der Schlüssel zur gesamten Informationsverarbeitung und zum Informationsaustausch in unserer Welt, von der Kommunikation zwischen Zellen bis zur Wahrnehmung der Welt im Großen.« (45, S. 15f)

Man lasse sich das auf der Zunge zergehen: ununterbrochener Austausch von Information von allem mit allem! Offenbar wird das von vielen als zu esoterisch empfunden. Und wenn? Ist das gefährlich? Oder verpönt, weil »unwissenschaftlich«? Vielleicht haben ja die Mystiker aller Zeiten auf intuitive Weise schon immer Zugang zu diesem Wissen gehabt, das wir erst jetzt mit unseren »wissenschaftlichen« Methoden allmählich nachzuvollziehen beginnen. Auch Elektrizität galt früher als Spiritismus, weil man nicht verstand, was passierte! Erst Faraday hat begonnen, das Geheimnis der Elektrizität zu entschlüsseln, und ab da war Elektrizität ein physikalisches Phänomen.

Ganz nebenbei: Es gibt keine allgemein verbindliche Definition von Wissenschaft! Viele setzen es gleich mit Naturwissenschaft, was aber natürlich nicht stimmt, weil dann eine Menge Fächer, die an den Universitäten gelehrt werden, keine Wissenschaft wären. Nach meiner Auffassung ist Wissenschaft das Bemühen darum zu verstehen, wie die Dinge funktionieren, und da gibt es offenbar noch eine Menge Erklärungslücken. Für mich jedenfalls war nach meinem Biologiestudium das Staunen darüber, wie so ein Lebewesen all das koordiniert bekommt, was es innerhalb und außerhalb des Körpers zu regeln gibt, noch wesentlich größer als vorher. Vieles kann nicht mit Doppelblindstudien untersucht werden und einiges auch nur durch reines Denken. Das haben bisher vorrangig die Philosophen gemacht, aber die haben inzwischen Gesellschaft von den Physikern bekommen. Nicht umsonst hat **Werner Heisenberg** (Nobelpreis 1932) die moderne Physik als das philosophisch wichtigste Ereignis des 20. Jahrhunderts bezeichnet. (26, S. 16)

Dazu **Warnke**: Das Wirken einer »›geistigen Kraft‹ im Leben dieses Organismus wurde bisher von der Disziplin Philosophie bearbeitet. Die neue Physik stellt nun fest, dass auf elementaren Ebenen unseres Lebens ein fließender Übergang stattfindet und eine strikte Trennung der beiden Forschungsdisziplinen unmöglich ist.« (79, S. 15f) »Mittlerweile erkennen Wissenschaftler überall auf der Welt, dass wir mit diesen Abgrenzungen [zwischen Natur- und Geisteswissenschaft] falsch liegen. Immer mehr Erfahrungen und Fakten sprechen dafür, dass an entscheidenden Schnittstellen der Mikrowelt Energie und als Folge physikalische Kraft einerseits und Information als Bestandteil eines Geistfelds andererseits zusammenfließen. Aus diesem Zusammenfluss wird laufend erzeugt, was wir schließlich als ›das Leben‹ erfahren.« (79, S. 21)

Jedenfalls war das mit dem Nullpunkt-Feld für die meisten Wissenschaftler etwas, das entschieden über die Toleranzgrenzen dessen, was sie für möglich hielten, hinausging. Für die »etablierte Wissenschaft« war das, so McTaggart, »Hochverrat«, nämlich ein »Angriff auf einige geheiligte Glaubenssätze mitten im Herzen der modernen Wissenschaft«. Plötzlich drängten sich Begriffe wie »Sinn«, »Bedeutung« und »Lebenskraft« in das wissenschaftliche Vokabular, und die Grenze zur Religion war nicht mehr eindeutig zu ziehen. Wenn man sich den wörtlichen Sinn von »religio« klarmacht, nämlich »Rückverbindung«, wundert das aber nicht mehr so sehr: Alles ist mit allem verbunden!

Noch so eine schlaflose Nächte bereitende Herausforderung war das mit der »Nichtlokalität«: Viele Experimente belegen immer aufs Neue »die Fähigkeit einer Quanteneinheit, etwa eines einzelnen Elektrons, ein anderes Quantenteilchen sofort über jede beliebige Entfernung zu beeinflussen, ohne dass es dabei zu einem

Austausch von Energien kommt. [...] Die Nichtlokalität brachte die Grundlagen der Physik ins Wanken.[4] Materie kann nun nicht mehr als getrennte Einheit angesehen werden. Aktionen brauchen keine beobachtbare Ursache über einen beobachtbaren Raum. Einsteins fundamentalstes Axiom war nicht korrekt: Auf einer bestimmten Ebene konnten sich Dinge schneller als mit Lichtgeschwindigkeit bewegen.[5] Subatomare Partikel haben keine Bedeutung als isolierte Einheiten, sondern können nur in ihrer Beziehung zueinander verstanden werden. Der grundlegende Unterbau der Welt ist ein komplexes Netz voneinander abhängiger Beziehungen, die auf ewig untrennbar miteinander verwoben sind.« (45, S. 31f)

Dieser Auffassung war auch schon **Bohr**: »Isolierte Materie-Teilchen sind Abstraktionen, ihre Eigenschaften sind nur durch ihr Zusammenwirken mit anderen Systemen definierbar und wahrnehmbar.« (zit. n. Capra, 14, S. 139) **Capra** weiter: »Subatomare Teilchen sind also keine ›Dinge‹, sondern Verknüpfungen zwischen ›Dingen‹, und diese ›Dinge‹ sind ihrerseits Verknüpfungen zwischen anderen ›Dingen‹ und so fort. In der Quantentheorie langt man niemals bei ›Dingen‹ an, man hat es immer mit Geweben von Wechselbeziehungen zu tun.« (15, S. 83)

Da ist sie wieder, die Untrennbarkeit von allem mit allem. Es geht offenbar in der Physis immer um Beziehungen! Zum Thema Lichtgeschwindigkeit folgt unten noch sehr Spannendes! Bei dem, was hier gerade beschrieben wurde, geht es jedenfalls nicht um Bewegung bzw. um Transport von irgendetwas von A nach B (und schon gar nicht um den Transport von »Materie«, insofern kann »Einstein beruhigt sein«, wie **Goswami** es ausdrückt (27, S. 15),

---

4 In der klassischen Physik gilt das Dogma von lokaler Ursache und lokaler Wirkung. (27, S. 165)

5 Eines der sog. »Quantenmysterien« (71, S. 18)

sondern – bitte lassen Sie sich das auf der Zunge zergehen – es passiert *auf einer bestimmten Ebene*[6] immer alles gleichzeitig! Dass es diese Ebene gibt, kann nicht mehr bezweifelt werden, es gibt zu viele Experimente, die die Gleichzeitigkeit belegen – ja, von was genau? Kann man noch von »Informations*übertragung*« reden, wenn nichts mehr von A nach B *transportiert* wird, sondern (auf dieser Ebene) immer alles gleichzeitig auf Änderungen reagiert? Und mit Energieübertragung scheint es ja auch nicht zu tun zu haben. Dass Information keine Energie ist, behauptet zum Beispiel auch **Dürr** (s. u. zum Informationsbegriff). Mehr dazu gleich, wenn es um Holographie geht!

Einschieben muss ich an dieser Stelle, dass im Nullpunkt-Feld »Oszillationen« bzw. »Quantenfeld-Fluktuationen« stattfinden. Erklärende Ausführungen dazu finden sich bei **Claus W. Turtur**[7]. Er schreibt: »In der Sprechweise der Teilchenphysik entsprechen den Nullpunktoszillationen (weil es sich dabei um elektromagnetische Wellen handelt) *bosonische* Quantenfeldfluktuationen, den Vakuumpolarisationsereignissen (die virtuelle Elektronen und Positronen beinhalten) hingegen *fermionische* Quantenfeldfluktuationen.« Beide können sich ineinander umwandeln – »über Prozesse wie (virtuelle) Paarbildung und Annihilation« –, und dadurch entstehen die Polarisationen im Vakuum. Es gibt also auch

---

6 Diese Einschränkung ist sehr wichtig, denn viele »Widersprüche« erscheinen nur deshalb als solche, weil man nicht beachtet, dass sie einen eingeschränkten Bedeutungsbereich haben! Viele Physiker beschäftigen sich inzwischen mit der Mehrdimensionalität der Wirklichkeit, und deshalb ist jeweils genau anzugeben, für welchen Bereich oder welche Dimension eine Aussage gilt. Es wird oft so ausgedrückt, dass es verschiedene Realitätsebenen gibt, und das Nullpunkt-Feld ist eine andere als die Ebene der Materie (der zur Materie verdichteten Energie, wenn man diese Definition von Materie akzeptiert).

7 Sein Artikel »Ein QED-Modell zur Vakuumenergie und eine Erklärung zu deren Wandlung in mechanische Energie« ist veröffentlicht in PHILICA.COM, ISSN 1751-3030, Article no. 138, 4. Sept. 2008.

im Nullpunkt-Feld bereits Polarisation, die nach Turtur hervorgerufen wird durch die Nullpunkt-Oszillationen. Es ist ihm zufolge »die Energie der harmonischen Oszillationen *elektromagnetischer* Wellen«, der man den Namen »Nullpunkt-Oszillationen« gegeben hat, weil sich auch im Grundzustand 0 des »leeren« Vakuums noch Energie findet. Er verweist wie viele andere in diesem Zusammenhang auf den Casimir-Effekt, der auf eine »Kraft aus dem Nichts«, das heißt aus dem Vakuum, nämlich ebendie Nullpunkt-Oszillationen zurückgeführt wird.[8] (Im Zuge der Erklärung dieses Effekts schreibt Turtur, dass »das freie Vakuum ein kontinuierliches Spektrum über alle denkbaren Wellenlängen« zeigt.)

Turtur verweist auf die »tatsächlich stattgefundenen Experimente, bei denen es gelungen ist, die Existenz von Vakuumenergie und deren Umwandlung in klassische mechanische Energie« nachzuweisen und beschreibt – und das ist das hier Interessante – einen Energiekreislauf, bei dem das Vakuum Energie aus dem Feld annimmt, indem elektrische und magnetische Felder bei ihrer Ausbreitung Energie an das Vakuum abgeben.[9] Nach Turtur enthält das Vakuum neben virtuellen Teilchen auch die »Wechsel-

8 Arbeiten von **Casimir** 1948 beschreiben, dass zwei elektrisch ungeladene Platten, die in einem Vakuum sehr dicht und parallel beieinanderstehen, infolge der Vakuumfluktuation eine Krafteinwirkung erfahren. Dieser ›CASIMIR Effekt‹ wurde 1958 von Sparnaay bis hin zu den tiefsten erreichbaren Temperaturen durchgeführt, und ein verbleibender Krafteintrag konnte nachgewiesen werden. Dies ist heute als Nullpunktstrahlung der Quantenfeldfluktuation bekannt. (aus Website »abenteuer-universum.de«)

9 Dabei sind Vakuumpolarisationsereignisse »nicht an die Laufrichtung der Feldstärken gebunden und *verteilen ihre Energie im Raum* [Hervorhebung von mir]. Dies ist die ›Senke‹, in der die Feldenergie im Laufe der Ausbreitung des Feldes verloren geht. Dies erklärt aber andererseits auch die Quelle, aus der die Ladungen ihre Energie beziehen, aus der sie ständig Feldenergie erzeugen, um permanent Feldstärke zu emittieren. Der Transport von Feldenergie findet anhand der Wellenlängenänderungen der Nullpunktsoszillationen statt, und der Verlust von Feldenergie sowie deren Rücktransport zur Feldquelle findet anhand von Vakuumpolarisationsereignissen statt.« (Quelle s. Fußnote 7)

wirkungsenergien anderer fundamentaler Wechselwirkungen«. Es sind die Vakuumpolarisationsereignisse, die dem Feld Energie entziehen. (69)

Meyl hält die Nullpunkt-Strahlung für Neutrinostrahlung. (50, S. 155)

Die »Physiker haben erkannt, dass die virtuellen Energien des Vakuums mit geladenen Teilchen interagieren. In den 60er-Jahren des 20. Jahrhunderts zeigte **Paul Dirac**, dass Fluktuationen in Fermionen-Feldern (Felder aus Elementarteilchen) eine Polarisierung des Vakuums erzeugen, wobei das Vakuum die Masse, die Ladung, den Spin [...] oder den Drall der Teilchen beeinflusst.« (38, S. 94)

Dazu **McTaggart**: »Wenn man diesen subatomaren Tango, so kurz er auch sein mag, auf die unendliche Weite des Universums zusammenrechnet, dann ergibt sich daraus eine enorme Energiemenge, mehr, als alle Materie der gesamten Welt enthält. Diese Energie bezeichnen die Physiker als ›das Vakuum‹ oder ›Nullpunkt-Feld‹ bzw. ›Nullpunktenergie‹, weil ihre Fluktuationen auch dann noch nachweisbar sind, wenn die Temperaturen unter dem absoluten Nullpunkt (minus 273 °C) liegen, dem niedrigsten möglichen Energiezustand, in dem jede Wärmebewegung als treibende Kraft entfällt. Nullpunktenergie ist die Energie, die übrig bleibt, wenn der Raum so leer und die Energie so niedrig wie möglich ist, so dass sie nicht mehr weiter verringert werden kann – wenn die Bewegung der subatomaren Teilchen so gering wie möglich ist. Aufgrund der Unschärferelation wird es jedoch stets eine Restvibration geben, die durch den virtuellen Teilchenaustausch hervorgerufen wird.« (45, S. 42f)

Zur Erinnerung: Der Begriff »Unschärferelation« besagt, dass man bei einer physikalischen Messung des Elektrons nur entweder seinen Ort *oder* seine Geschwindigkeit bestimmen kann und nicht beides gleichzeitig. Es scheint sich überall gleichzeitig um den Atomkern zu befinden. Es »verschmiert« förmlich auf seiner Schale, wie Hans-Peter Dürr es beschreibt. Das passt sehr viel besser zur Sicht der Dinge als Felder denn als abgrenzbare Partikel.

Ich habe schon erwähnt, dass die Physiker zuerst glaubten, das Nullpunkt-Feld in ihren Gleichungen vernachlässigen zu können. Der Grund dafür ist, dass seine Kräfte sich zu Null summieren. »Was wir vielleicht für ein ›leeres‹ Vakuum halten, ist in Wirklichkeit ›vollgepackt‹ mit Potential – mit Möglichkeit –, das in seiner Summe Null ergibt, einen stabilen Zustand, der uns wiederum zu der Illusion verleitet, es sei ›nichts da‹.« (17, S. 386)[10] Aber: »Jeder Austausch eines virtuellen Partikels strahlt Energie ab. Die Nullpunkt-Energie jeder einzelnen Transaktion in einem elektromagnetischen Feld ist unvorstellbar winzig – der Gegenwert eines halben Photons. Aber wenn man zusammenrechnet, wie viele Teilchen im Universum ständig auftauchen und wieder verschwinden, ergibt sich daraus eine riesige, unerschöpfliche Energiequelle – ähnlich groß wie die Energiedichte in einem Atomkern oder noch größer –, und das alles befindet sich ganz unauffällig im Hintergrund des leeren Raumes, der uns umgibt, wie eine alles durchdringende, supergeladene Kulisse. Man hat errechnet, dass die gesamte Energie des Nullpunkt-Feldes alle in Materie gebundene Energie um den Faktor 10^{40} übersteigt.« (45, S. 49) **Davidson** hat geschätzt, dass in einem Kubikmeter Raum

10 Bischof verweist hier auf Bearden, der erklärt, dass »ein System von Kräften, deren Resultante Null ist und die damit nach außen keine Kraft ausüben, immer noch potentielle Energie und eine innere Struktur und Dynamik« enthalten kann (s. Aharonov-Bohm-Effekt (1959), durch den nachgewiesen wurde, »dass Potentiale eine physikalische Realität darstellen und messbare physikalische Wirkungen besitzen«. (7), S. 220f, 223f)

genügend Nullpunktenergie vorhanden ist, um alle Ozeane der Welt zum Kochen zu bringen.[11]

Mit der Annahme einer unerschöpflichen Energie des Nullpunkt-Felds kann man viele bisher seltsam anmutende Phänomene der Quantentheorie erklären, wie **Timothy Boyer** zeigen konnte.[12] Wenn er recht hat, »dann bedeutete das, dass man keine zwei Arten von Physik brauchte – die klassische von Newton und die Quantentheorie –, um die Eigenschaften des Universums zu deuten. Man konnte alles, was in der Quantenwelt geschah, mit der klassischen Physik erklären – vorausgesetzt, man berücksichtigte die Nullpunkt-Energie.« (45, S. 43) Unter anderem lassen sich die Unschärferelation und der »Welle-Teilchen-Dualismus« damit erklären, und vielleicht sogar die Gravitation, »das Waterloo der Physik« (s. genauer 45, S. 55ff u. S. 65). Das ist eine ungeheure Erkenntnis, wenn man weiß, wie viel Anstrengungen dazu unternommen werden, die Physik zu vereinheitlichen. Die »Grand Unifying Theory« ist bekanntlich für die meisten Physiker der Gipfel des Olymps ihrer Wissenschaft.

11 Genauer: »Das Vakuum ist also nicht tot und leer, sondern wird ständig gestört, ist erfüllt von fluktuierenden, virtuellen (nicht messbaren [!!!]) Quantenfeldern, und diese Fluktuationen enthalten, obwohl die Intensitäten der elektrischen und magnetischen Felder im Durchschnitt Null sind, immer noch Energie. Genug Energie sogar, dass sie für kurze Zeit stark genug sind, (ebenfalls virtuelle) materielle Partikel entstehen zu lassen, wie z.B. Elektronen oder Protonen, so dass das scheinbar leere Vakuum in Wirklichkeit von ›aus dem Nichts‹ auftauchenden und wieder verschwindenden ›Geister‹-Feldern und -Teilchen erfüllt ist. Es ist somit nicht ein ›Vakuum‹, sondern eigentlich ein ›Plenum‹. Die in einem Kubikzentimeter leeren Raumes enthaltene Nullpunktenergie wurde von dem Physiker John Archibald Wheeler (Universität Texas) auf 10^{115} erg berechnet – das ist mehr Energie, als die gesamte Materie des bekannten Universums enthält (Bohm 1980). Andere Berechnungen aus der QED (z.B. 1962 von Richard Feynman) ergeben allerdings deutlich niedrigere Werte für die Energiedichte des Vakuumfeldes von etwa 10^{95} Joule/cm^3. Das bedeutet immerhin noch, ein Wasserglas leeren Raumes enthielte genug Energie, um einen Ozean wie den Atlantik zum Kochen zu bringen (Davidson 1996).« (BISCHOF, Marco: Tachyonen, Orgonenergie, Skalarwellen; (7) S. 188ff)

12 in seinem Artikel »Deviation of the black-body radiation spectrum without quantum physics«, Physical Review, 1969; 182: 1374–83

»Manche Physiker glauben, dass die Quantentheorie eines Tages durch eine modifizierte klassische Theorie, die das Nullpunkt-Feld berücksichtigt, ersetzt werden könnte. Die Arbeit dieser Wissenschaftler könnte dazu führen, dass man das Wort ›Quanten‹ aus der Quantenphysik streicht und stattdessen eine einheitliche Physik entwickelt, die für die Welt im Großen wie im Kleinen gilt.« (45, S. 324f)

Vielleicht war schon die Äther-Diskussion Anfang des vorigen Jahrhunderts Ausdruck einer Ahnung, dass es so etwas wie ein Nullpunkt-Feld geben muss. Die »Weltäther-Hypothese« war offenbar ein Suchen nach einer einheitlichen Weltsubstanz, woraus alle Materie und alle Kräfte entstehen.[13]

Dieser Auffassung ist auch **Laszlo**: Durch das Michelson-Morley-Experiment »wurde der Äther aus der Weltsicht der Physiker gestrichen. Seine Stelle nahm das absolute Vakuum ein. Es erwies sich jedoch, dass dieses Vakuum alles andere als leerer Raum war. In den ›großen vereinheitlichten Theorien‹, die in der zweiten Hälfte des 20. Jahrhunderts entwickelt wurden, wandelte sich das Konzept des Vakuums vom leeren Raum hinzu einem Medium, das Träger des Nullpunktfeldes ist (so genannt, weil sich herausgestellt hat, dass in diesem Feld sogar dann noch Energien vorhanden sind, wenn alle klassischen Energieformen verschwinden: am absoluten Nullpunkt der Temperatur). Eine immer größere Zahl von Wechselwirkungen zwischen diesem grundlegenden Feld und beobachteten Objekten und Prozessen trat zutage.« Das Vakuum beeinflusst »die Masse, die Ladung, den Spin oder

---

13 So interpretiert es Russell McCormmach in seinem Buch »Nachtgedanken eines klassischen Physikers« (Insel-Verlag, Frankfurt am Main 1984); er verweist dazu u.a. auf den Artikel »Der Äther im Weltbild der Physik«, in: Nachrichten von der Königlichen Gesellschaft der Wissenschaften zu Göttingen. Mathematisch-Physikalische Klasse 1921, S. 30–36

den Drehimpuls von Teilchen«. Es gibt also noch eine Ebene unterhalb derer von Quanten und Raumzeit. Es besteht die Möglichkeit, »dass die grundlegende Ebene des Universums nicht nur der Ursprung aller Dinge ist, die Raum und Zeit bevölkern, sondern gleichzeitig das Medium, das sie miteinander verbindet«. **Milo Wolff** zufolge »ist dieses Medium die alleinige Quelle sowohl der Materie als auch der Naturgesetze im Universum«. (36, S. 97f) Die Quantenphysik spricht denn auch vom Schöpfungsfeld! Hier sind alle Informationen enthalten.

Wie tritt aus dem Nullpunkt-Feld (dem »Nichts«, das kein Nichts ist) etwas in die Verwirklichung? Wie wird aus dieser »Ursuppe«, wie ich sie einmal analog der den Biologen bekannten nennen möchte, »etwas«?

Quantenfluktuationen ereignen sich im Nullpunkt-Feld. Das ist nicht die Ebene der von uns wahrgenommenen Realität! Hier gelten andere Bedingungen und vor allem *andere Gesetzmäßigkeiten* als im Makrobereich, und deshalb sind hier auch andere Beschreibungen zutreffend. Es ist alles »Realität«, Quantenfluktuationen wie feste Materie, aber eben auf verschiedenen Ebenen! Oder, wenn man so will, in verschiedenen Zuständen. Wenn man Materie als verdichtete Energie beschreibt, wie es die Physiker tun, dann kann es sein, dass die andere Erscheinungsform andere Eigenschaften hat! Man streitet sich also unter Umständen völlig überflüssigerweise.

Ein gutes Beispiel hierfür ist Wasser: Hier ist uns allen geläufig, dass es in drei verschiedenen Aggregatzuständen vorkommen kann, nämlich fest, flüssig und gasförmig. Und der Übergang von einer Form in die andere erfolgt nicht allmählich, sondern bei bestimmten Temperaturgrenzen! Diese verschiedenen Aggregatzustände haben verschiedene Eigenschaften, und es ist durchaus sinnvoll, einen eigenen Begriff wie »Eis« für die feste Form zu verwenden. Man darf aber darüber nicht vergessen, dass es von der »Substanz« her, also dem, was »dahinter« bzw. »darunter« steht, dasselbe ist – alles H_2O. Wenn man flüssiges Wasser beschreibt, kommen dabei ganz andere Sachverhalte heraus, als wenn es um Eis oder Wasserdampf geht, und alles stimmt gleichzeitig!

Die Behauptung, die untrennbare Verbundenheit bestehe ewig, kann scheinbare Widersprüche hervorrufen, wenn man nicht auseinanderhält, dass das Quantenfluktuationsfeld sich jenseits von Raum und Zeit befindet! **Petry** erläutert das kurz so: »Das kosmische Quantenfluktuationsfeld ist der Ursprung aller Materiebildung. […] Da Massen notwendig sind, um eine Raumzeit zu erzeugen, existiert in diesen Dimensionen weder Raum noch Zeit. Wir befinden uns in der Ewigkeit, in der alle vergangenen und zukünftigen Ereignisse in ihrer Potentialität vorliegen.« (58, S. 43) Man beachte: auch die *vergangenen*! Sich das vorzustellen, ist ja nicht so einfach. Dazu später mehr.

Schauen wir erst einmal bei **Goswami** weiter, was es mit der sogenannten Nicht-Lokalität auf sich hat bzw. mit der Fernwirkung, wie man es auch nennt, dass ein Quantenobjekt »sein gebundenes Zwillingsteilchen[14] – ungeachtet ihrer Entfernung voneinander« – beeinflusst (27, S. 29), ohne dass lokale Signale ausgetauscht werden. (27, S. 42)

Schrödinger hat dazu den Begriff »Verschränkung« geprägt. Für die moderne Quantenphysik ist er zentral. Dieses Phänomen, das Einstein als »spukhafte Fernwirkung« bezeichnet hat, heißt

14 Zwillingsteilchen sind solche Teilchen, die einmal in Wechselwirkung gestanden haben. Sie lassen sich danach nicht mehr als getrennte Objekte betrachten, selbst wenn sie räumlich weit voneinander entfernt sind. Das ist 1982 durch das Experiment von Alain Aspect bewiesen worden.

genauer »Quantenverschränkung« und bezeichnet die Entdeckung, dass zwei Teilchen, die einmal als Paar aufgetreten sind und dann räumlich voneinander getrennt werden, Informationen über ihre Eigenschaften instantan (d.h. ohne Zeitverzögerung) austauschen können. Sie verhalten sich, als wären sie Teile derselben Einheit.

Das Experiment zur Nicht-Lokalität hat 1982 **Alain Aspect** durchgeführt (27, S. 154–159 und weiter). Es zeigt – lassen wir einen Physiker zu Wort kommen –, »dass bei zwei miteinander in Wechselwirkung stehenden Quantenobjekten, von denen wir eines messen (und infolge dessen die Wellenfunktion zum Kollabieren bringen), im selben Augenblick auch die Wellenfunktion des anderen zusammenbricht – sogar bei makroskopischen Distanzen, selbst wenn es kein Signal in der Raumzeit gibt, das ihnen ihre gegenseitige Verbindung hätte mitteilen können. Einstein hatte jedoch ›bewiesen‹, dass alle in der materiellen Welt sich abspielenden Verbindungen und Wechselwirkungen durch Signale übertragen werden, die sich durch den Raum bewegen und insofern durch die Lichtgeschwindigkeit begrenzt sein müssen (so will es das Lokalitätsprinzip; s. dazu im Kapitel »Skalarfelder«).[15] Wo aber ist dann diese momentane, unmittelbare und zeitlose Verbindung zwischen solchen korrelierten Quantenobjekten möglich? Und wo soll die signallose Fernwirkung stattfinden? Die Antwort ist kurz und bündig, nämlich: im transzendenten Bereich der Realität, in der ›Überwirklichkeit‹«, also jenseits der Raumzeit. (27, S. 89; mehr zur Nicht-Lokalität und Einstein sowie dem »EPR-Paradoxon« s. 27, S. 149–154; zum Thema Lichtgeschwindigkeit s. Warnke im Kapitel über Materie).

---

15 Ich verweise hier wieder auf die Theorie Meyls, nach der die Lichtgeschwindigkeit keine *Natur*konstante, sondern eine *Mess*konstante ist (s. u.)!

Goswami hat also kein Problem mit Transzendenz und Metaphysik. Das scheint bei diesem Thema von Vorteil zu sein, wie viele seiner Kollegen gleichfalls entdeckt haben. Er geht in seinem Buch immer wieder auf diese Aspekte ein.

Ist dieser transzendente Bereich das Nullpunkt-Feld? Ist »Überwirklichkeit« wörtlich zu verstehen im Sinne von jenseits dessen, was für uns bisher (genauer: vor der Quantenphysik) als »Wirklichkeit« erkennbar war? Ganz bestimmt hat es zu tun mit dem Begriff »Metaphysik«, zumindest wie er meist verstanden wird. Aber wie sinnvoll ist ein Reden von »jenseits der Physis«, wenn ausgerechnet die Physik uns inzwischen über diese Dinge belehrt? Wenn sich die Physik mit Energie-Feldern beschäftigt[16] und Bewusstsein eine Form von Energie ist, dann beschäftigt sich die Physik auch mit Bewusstsein! Das tun auch viele Physiker. Die Quantentheorie hat das Bewusstsein in die Physik eingeführt, und schon **Planck** hat das klar gesehen.

Es gibt ein berühmtes Zitat von ihm: »Als Physiker, der sein ganzes Leben der nüchternsten Wissenschaft, der Erforschung der Materie gewidmet hat, bin ich sicher von dem Verdacht frei, für einen Schwarmgeist gehalten zu werden. Und so sage ich Ihnen nach meinen Erforschungen des Atoms dieses: Es gibt keine Materie an sich! Alle Materie entsteht und besteht nur durch eine Kraft, welche die Atomteilchen in Schwingung bringt und sie zum winzigsten Sonnensystem des Atoms zusammenhält. Da es im ganzen Weltall aber weder eine intelligente Kraft noch eine ewige Kraft gibt – es ist der Menschheit nicht gelungen, das heißersehnte Perpetuum mobile zu erfinden – so müssen wir hinter dieser Kraft einen bewussten intelligenten Geist annehmen. Dieser Geist ist der Urgrund aller Materie! Nicht die sichtbare, aber vergäng-

16 Alle derzeit anerkannten physikalischen Theorien über die Wirklichkeit sind Feldtheorien.

liche Materie ist das Reale, wahre Wirkliche – denn die Materie bestünde ohne den Geist überhaupt nicht – sondern der unsichtbare, unsterbliche Geist ist das Wahre!«[17] Das Bewusstsein spielt also die Schlüsselrolle!

Auch **Arthur Eddington** hat schon gesagt: »Der Stoff, aus dem das Universum besteht, ist Geiststoff.« (23, S. 21) Ähnlich **Anton Zeilinger**: »Information ist der Urstoff des Universums!« »Geist steuert Materie durch Information.« (nach 65, S. 19)

Goswami zitiert den Physiker **Henry Stapp**, der annimmt, dass »der fundamentale Prozess der Natur außerhalb der Raumzeit angesiedelt ist, jedoch Ereignisse hervorbringt, die innerhalb der Raumzeit lokalisierbar sind«. (27, S. 89) Er bestätigt also, dass wir es mit »Natur« zu tun haben, wenn wir uns in diesen Bereichen bewegen. Deswegen beschäftigt sich ja auch die Physik damit, denn sie ist die Wissenschaft von den Naturgesetzen. Das griechische Wort »physis« heißt übersetzt »Natur, Wesen, Gestalt« und nach Capra auch »das Bemühen, den Urgrund aller Dinge zu erkennen« (14, S. 16), hat also auch all diese Bedeutungen. Wenn sich inzwischen das Bewusstsein oder gar der Geist in die Physik eingeschlichen hat, kommen wir ja vielleicht auch nur wieder auf die alten Wahrheiten zurück, die in der Antike unserer Kultur und auch den östlichen Weisheitslehren schon immer gelehrt wurden. Raumzeit ist offenbar nur eine andere Ebene als die, auf der die fundamentalen Prozesse der Natur stattfinden. Auch **Warnke** spricht von der »Urinformation«, die wir aus dem »riesigen Vakuummeer heraus« holen. Er liefert in einem seiner Vorträge eine wunderbare Zusammenstellung von Parallelitäten der Aussagen der östlichen Weisheiten und denen der modernen

17 Vorlesung 1944 in Florenz mit dem Titel »Das Wesen der Materie«; Archiv zur Geschichte der Max-Planck-Gesellschaft

Physik! (75) »Die Vorstellung des Nullpunkt-Feldes könnte eine wissenschaftliche Erklärung für viele metaphysische Begriffe bieten, beispielsweise den chinesischen Glauben an eine Lebenskraft (Chi).« (45, S. 49f) Auch in anderen Kulturen ist das Äquivalent zu diesem Chi (in Japan »Ki« oder »Qi«) ein zentrales Konzept: Bei den Indern heißt es Prana, in Polynesien Mana, und die Griechen nannten es Pneuma. Sie alle gehen von der Existenz einer universellen Lebenskraft aus.

Es gibt in diesem Zusammenhang auch eine neue Forschungsrichtung: »Der Geist eines Menschen scheint in der Lage zu sein, auf Gehirn und Körper eines anderen Menschen einwirken zu können. Diese Fähigkeit, die traditionellen Völkern bekannt war, wird heute durch kontrollierte Experimente belegt und bildet die Grundlage für einen neuen Zweig der Medizin, der als ›telesomatische‹ oder ›nicht-lokale‹ Medizin bezeichnet wird. Das Bewusstsein der Menschen scheint auf eine subtile, beinahe unmittelbare Weise verbunden zu sein, und weder Zeit noch Raum scheinen diese transpersonale Verbindung zu begrenzen. Die Trennung ›meines‹ Bewusstseins vom Bewusstsein anderer ist eine weitere klassische Anschauung, die auf der Strecke bleiben müssen wird.« Auch »die neuen Bewusstseinsforscher dringen tiefer in die ungeahnten und ungeahnt weitläufigen Bereiche des menschlichen Geistes vor als Schul-Psychologen. Quantenhirnforscher untersuchen die Interaktion des Bewusstseins mit der physikalischen Welt und nutzen dazu die fortgeschrittenen Quantenkonzepte, zu denen Nicht-Lokalität, Verschränkung, Phasenrelation und Hyperraum gehören. Forscher im Bereich der psychosomatischen Medizin, der Psychoneuroimmunologie und anderer Formen der Biofeedback-Forschung richten ihre Aufmerksamkeit auf die Verbindungen zwischen Bewusstsein und Körperprozessen.« (38, S. 56f)

Goswami verweist dazu auf **C.G. Jung**, der vermutet hat, »dass Materie und Psyche zwei verschiedene Aspekte ein und derselben Sache sind«, und erklärt, inwiefern Jungs Begriffe der »Synchronizität« und des »kollektiven Unbewussten« zu den Ergebnissen der Experimente über die Nichtlokalität passen. (27, S. 166f)

Die nichtlokale Kommunikation ist auch eine mögliche Erklärung für Hellsehen und andere Phänomene der außersinnlichen Wahrnehmung (ASW). Der Schlüssel zur Lösung dieses Phänomens ist nach **Goswami** die Nichtlokalität des Bewusstseins. »Wer Zweifel an der Nichtlokalität des Hellsehens hat und glaubt, dass irgendwelche, bislang nicht entdeckten lokalen Signale mit im Spiel sind, der sollte wissen, dass jahrelang nach solchen Signalen gesucht worden ist, vor allem von russischen Forschern, jedoch ohne Erfolg. Zum Teil ließ man bei den Experimenten übersinnlich veranlagte Testpersonen ihre ASW-Fähigkeit aus dem Faraday'schen Käfig heraus demonstrieren; aber anscheinend haben Faraday'sche Käfige auf die ASW-Fähigkeit keinen nachweisbaren Effekt. Außerdem breiten sich lokale Signale von ihrem Ursprung weiter in den Raum aus, so dass die Intensität des Signals mit der Entfernung vom Ursprung abnimmt. [...] Hingegen zeigt eine nichtlokale Kommunikation keine solche Abschwächung. Da das Hellsehen allem Anschein nach mit der Entfernung nicht schwächer wird, muss es nichtlokal sein.« (27, S. 176f; Experimente bzgl. Hellsehen S. 172f, außerkörperliche Erfahrung S. 173f)

McTaggart bezeichnet die Materie auf subatomarer Ebene als »eine Ansammlung vorläufiger Identitäten, die sich alle gleichzeitig zur Schau stellen. Statt eines Universums von statischer Gewissheit bilden die Welt und ihre Beziehungen auf der fundamentalsten Ebene der Materie einen ungewissen und nicht vorhersagbaren Zustand reinen Potentials und unbegrenzter Möglichkeiten.« (45, S. 31) Das ist wichtig zu verstehen, weil genau deshalb hier der Geist mit klarer Absichtssetzung eingreifen kann, worauf ich später noch genauer eingehe. **Puthoff** hält es für »möglich, diese Fluktuationen irgendwie durch eine Art des Willens zu organisieren«. (45, S. 69)

Gregg Braden fasst diese Erkenntnisse zusammen: Aus Sicht der Quantenphysik kann ein Atom als Teilchen *oder* als unsichtbare Welle erscheinen (virtuelle Existenz).[18] Die Energie ist in beiden Fällen vorhanden, nur in unterschiedlicher Form. »Statt des mechanischen Modells von umeinander kreisenden Teilchen, die wie ein Mini-Sonnensystem aussehen, besteht das Atom gemäß Quantensicht aus der *Möglichkeit*, dass sich Energie zu einem bestimmten Zeitpunkt an dem einen oder anderen Ort konzentriert. Diese Energie besteht zu Teilen aus elektrischen und magnetischen Feldern – den gleichen Feldern, die wir in den Gedanken unseres Gehirns und den Überzeugungen unseres Herzens erzeugen.« Mit anderen Worten: Unsere Überzeugungen werden seiner Ansicht nach in elektrische und magnetische Wellen umgesetzt und wirken in energetischen Mustern – Mustern der gleichen Energie, aus denen auch alles andere besteht! (11, S. 102)

Goswami verweist darauf, dass die Quantenphysik nach Heisenberg letztlich Platons Sicht der Wirklichkeit bestätigt: »Der Erfolg, den der Materialismus als geistiges Erbe des Demokrit in den vergangenen drei Jahrhunderten in der Wissenschaft [des Abendlandes!] gehabt hatte, ist vielleicht nur ein ›Ausreißer‹. Erklärt man die Quantentheorie entsprechend einer idealistischen Metaphysik, so kommt man letztendlich zu einer idealistischen Wissenschaft, wo Bewusstsein an erster Stelle steht und Materie zu

18 »Virtuell« heißt also nicht »nicht-real«! Vgl. im Kapitel »Realität«

einer zweitrangigen Bedeutung verblasst.« (27, S. 90) Wäre das so furchtbar? Für die Möglichkeiten von Heilung ganz sicher nicht!

Für Goswami führen diese neuen Einsichten zu einer Beantwortung vieler Fragen, die sich die Menschheit seit Langem stellt. »Im Laufe der Geschichte der Physik ist es bislang so gewesen, dass sie mit jedem neuen Durchbruch ihren Zuständigkeitsbereich vergrößert hat. Wie ich meine, können die Quantenmechanik und die Philosophie des Idealismus zusammen die Grundlage für eine idealistische Wissenschaft bilden, mit der wir in der Lage sind, das Problem von Geist und Körper und die damit verbundenen Paradoxien zu lösen, die uns seit Jahrtausenden vor etliche Rätsel gestellt haben. […] **Abraham Maslow** schrieb[19]: ›Wenn es eine Erste Grundregel für die Wissenschaft gibt, so besteht diese meiner Meinung nach darin, dass man der gesamten Wirklichkeit, allem, was existiert, einen Platz einräumen sollte, um es zu beschreiben. Vor allem anderen muss die Wissenschaft alles einbeziehen und all-umfassend sein. Sie muss selbst das in ihren Zuständigkeitsbereich aufnehmen, was sie nicht zu verstehen oder zu erklären vermag, das, wofür keine Theorie existiert, was man nicht messen, voraussagen, kontrollieren oder einordnen kann. Sie muss selbst das Widersprüchliche und Unlogische, das Mysteriöse, Vage, zweideutige, Archaische, das Unbewusste und all die anderen Aspekte unseres Lebens akzeptieren, die schwer mitzuteilen sind. In ihrer besten Ausprägung ist sie für alles aufgeschlossen und schließt nichts aus‹. Die idealistische Wissenschaft hat keine ›Zulassungsbedingungen‹ und schließt weder das Subjektive noch das Objektive, weder Geist noch Materie aus. Gerade deshalb vermag sie die Dichotomien unseres Denkens zu integrieren.« (27, S. 188f)

19 In »Die Psychologie der Wissenschaft«, 1977

Dass ich genau diese Auffassung von Wissenschaft liebe, haben Sie wahrscheinlich inzwischen schon gemerkt. Nur so werden wir erklären können, wie »die Wirklichkeit« mit all ihren Facetten funktioniert. Die ganze Wissenschaftsgeschichte ist voll von Beispielen davon, dass der Fortschritt dadurch zustande gekommen ist, bisher Undenkbares für möglich zu halten, siehe **Kuhn**s berühmtes Werk »Die Struktur wissenschaftlicher Revolutionen«.

Warnke, der sicher mit als Vorreiter dieser Sichtweise gelten kann, betont immer wieder, dass Information und subjektives Bewusstsein die Materie steuern. »Das war eine der folgenreichsten Erkenntnisse, die sich aus den Forschungen der neuen Physik ergeben haben. Und wenn man diese Erkenntnisse ganz allgemein auf die Naturwissenschaften anwendet, kann man sagen, dass wir definitiv einen Fehler machen, wenn wir die zusammengehörenden Paare Information und Bewusstsein einerseits und Spiritualität andererseits als vermeintlich unwissenschaftlich aus der Medizin verbannen.« (79, S. 16)

Auch wenn »Geist und Bewusstsein keine objektiv messbaren Dinge« sind, so sind sie doch die Grundlage für »jeden Augenblick unseres Lebens«. (79, S. 27) Gerade das, »was Lebewesen in ihrem Kern ausmacht, ist eine Frage, die sich die heutige Naturwissenschaft nicht stellt. Wohl aber erklärt sie uns, dass lebende Organismen mithilfe von Regelkreisen wie Maschinen funktionieren.« Für die Medizin folgt daraus, dass geistige Phänomene in die Heilung miteinbezogen werden müssen. (79, S. 17f)

Das Entscheidende bei den Erkenntnissen, zu denen die Quantentheorie geführt hat, ist die Einsicht, dass es nicht nur keine letzten Bausteine der Materie gibt, sondern die *Beziehung* der Schwingungsfelder untereinander das ist, worum es letztlich geht. Sehr radikal formuliert das **Dürr** (21): »Man wollte durch den

Vorstoß ins Innerste der Materie ihre Form rauben, ihre Form abschälen, um auf die nackte, reine Materie zu stoßen, und was passierte? Am Schluss machte man die Hand auf und siehe da: *Da ist keine Materie mehr, nur noch Beziehung*, ein Dazwischen, nur noch eine Schwingung des Nichts.« Deshalb ist »am Anfang nicht die Materie, sondern die Form, die Gestalt!«. Er fragt in seinem Vortrag: »Wissen Sie, was ein elektromagnetisches Feld ist? Es ist immateriell! Es ist Vakuum! Es ist nichts! Und trotzdem kann dieses Nichts eine Schwingung haben. Und diese Schwingung enthält Information.« Und daraus folgt für ihn: »Der Sinn ist im Zusammenhang, eben der Form. *Bedeutung!*« Man mache sich einmal klar, was mit Wiegen und Messen denn überhaupt erkennbar ist und was nicht. Ein »Sinn« lässt sich mit den herkömmlichen Mitteln der Wissenschaft sicher nicht ermitteln.

Oschman (55) bestätigt ihn, wenn er sagt, dass auf subatomarem Niveau alles in Verbindung mit anderem existiert. Objekte sind in Wirklichkeit Korrelationen (!) in einer ungebrochenen und miteinander verbundenen netzwerkartigen Struktur von Ereignissen und Energien, das in sich verschränkte Kontinuum in der Natur! Dieser Durchbruch der Entdeckung der Verschränkung (s. o.) ist nach Oschman vergleichbar mit der Entdeckung, dass sich die Erde um die Sonne dreht. Er verweist auf Konstantin Meyl und Milo Wolff, die eine mögliche Basis für eine solche Verschränkung aufgezeigt haben.

Noch eine Anmerkung zu der Vorstellung, dass Atome sich aus subatomaren Teilchen zusammensetzen: **Capra** erklärt am Beispiel von Protonen, dass sie beim Zusammenstoß mit hohen Geschwindigkeiten in Teilchenbeschleunigern »in eine Vielfalt von Bruchstücken zerfallen; darunter finden sich jedoch niemals ›Bruchstücke eines Protons‹. Die Bruchstücke sind immer vollständige Hadrone, die sich aus kinetischen Energien und Massen der kollidierenden Protonen gebildet haben. Die Zerlegung eines Partikels in seine Bestandteile ist also keineswegs eindeutig, da sie von den am Kollisionsprozess beteiligten Energien abhängt. Wir haben es hier mit einer relativistischen Situation zu tun, wo Energiestrukturen aufgelöst und neu angeordnet werden, und die statischen Begriffe von zusammengesetzten Objekten und Bestandteilen sind auf diese Strukturen nicht anwendbar. Die ›Struktur‹ eines subatomaren Teilchens kann nur in einem dynamischen Sinn verstanden werden: als Prozesse und Wechselwirkungen.« (14, S. 248)

So weit, so gut. Beschließen wir diesen Abschnitt mit einer Kurzdefinition des »Nichts«: *Das Nichts ist pulsierende Wahrscheinlichkeit.* Dazu gibt es im Folgenden aber noch spannendere Erkenntnisse …

Das holographische Weltbild

Die Vorstellung davon, was »Teilchen« sind, wurde erheblich beeinflusst durch die Theorie des Holographischen Universums. Gleich vorweg: »Die neuen Befunde sind von so weitreichender Bedeutung, dass sie unser Verständnis der menschlichen Psyche, der Psychopathologie und des therapeutischen Prozesses revolutionieren könnten. Einige Beobachtungen sprengen in ihrer Signifikanz den Rahmen von Psychologie und Psychiatrie und stellen eine ernsthafte Herausforderung für das gegenwärtige newtonisch-kartesianische Paradigma der westlichen Wissenschaft dar. Sie könnten unsere Vorstellung von der Natur des Menschen, von Kultur und Geschichte, ja von der Realität, generell tiefgreifend verändern.« (**Stanislav Grof** im Vorwort »Das Holographische Universum – Die Welt in neuer Dimension« von Michael Talbot)

Talbot selbst zur Entstehungsgeschichte: »Die Hauptbegründer dieser phantastischen Theorie sind zwei der bedeutendsten Denker der Gegenwart: Der Physiker **David Bohm** von der University of London, ein ehemaliger Protegé Einsteins und einer der angesehensten Quantenphysiker der Welt, sowie **Karl Pribram**,

Neurophysiologe in Stanford und Verfasser des neuropsychologischen Standardwerks *Languages of the Brain*. Bemerkenswert ist, dass Bohm und Pribram unabhängig voneinander auf ganz unterschiedlichen Forschungswegen zu ihren Erkenntnissen gelangt sind.« (67, S. 11) Es wurde sehr schnell klar, dass das holographische Modell »imstande ist, nahezu alle paranormalen und mystischen Erfahrungen zu erklären«. (67, S. 12) Pribrams holographisches Modell verbindet die Gehirnforschung mit der theoretischen Physik und kann dabei den paradox klingenden Aussagen von Mystikern aller Zeitalter einen Sinn abgewinnen. (23, S. 12)

Wir erinnern uns an die Entdeckung der Quantenphysiker, »dass man, wenn man Materie in immer kleinere Teile zerlegt, schließlich einen Punkt erreicht, an dem diese Teile – Elektronen, Protonen usw. – nicht mehr die Eigenschaft von Gegenständen haben. Die meisten von uns stellen sich beispielsweise ein Elektron als ein umhersausendes winziges Kügelchen vor, doch nichts könnte von der Wahrheit weiter entfernt sein. Obwohl sich ein Elektron manchmal so verhalten kann, als wäre es ein kompaktes kleines Partikel, haben die Physiker erkannt, *dass es tatsächlich keine Dimension aufweist*. Das ist für die meisten Menschen schwer vorstellbar, weil alles in unserem Lebensbereich Dimensionen hat. Doch wenn man versucht, den Durchmesser eines Elektrons zu messen, wird man feststellen, dass das unmöglich ist. Ein Elektron ist einfach kein Gegenstand von der Art, die wir kennen.« Ein Elektron kann »sich in eine verschwommene Energiewolke auflösen und sich so verhalten, als wäre es eine Welle, die sich im Raum ausbreitet. […] Wie ein Verwandlungskünstler kann das Elektron entweder als Partikel oder als Welle auftreten. Diese chamäleonartige Eigenschaft besitzen alle subatomaren Teilchen. Sie kommt auch all den Dingen zu, die man sich früher ausschließlich als Wellenerscheinungen dachte. Licht, Gammastrahlen, Funkwellen, Röntgenstrahlen – sie alle können sich von Wellen in Teilchen verwandeln und umgekehrt. Die Physiker von heute meinen, man sollte subatomare Phänomene nicht ausschließlich als Welle oder Teilchen klassifizieren, sondern sie als eine einzige Kategorie von Erscheinungsformen, die auf unerfindliche Weise stets beides sind. Diese Erscheinungsformen werden als Quanten bezeichnet, und die Physiker sehen in ihnen den Grundstoff, aus dem das gesamte Universum besteht.« Der Begriff »Quant« ist denn auch gleichbedeutend mit »Wellenteilchen«. Es wird immer gesagt, »dass sich Quanten nur als Teilchen manifestieren, wenn wir sie beobachten«, aber hier vertritt **Bohm** eine andere Auffassung. (67, S. 44f)

Er kam zu der Überzeugung, dass es hinter dem bisherigen Wirklichkeitsverständnis noch »eine tiefere Ebene geben müsse, eine Ebene unterhalb der Quanten, die noch auf ihre Entdeckung durch die Wissenschaft wartete«. Er »nannte sein neues hypothetisches Feld das ›Quantenpotential‹ und stellte die These auf, dass es, wie die Schwerkraft, den gesamten Weltraum durchdringe. Doch im Unterschied zu Schwerkraftfeldern, Magnetfeldern usw. nehme der Einfluss des Quantenpotentials nicht mit der Entfernung ab.« Bei seiner weiteren Beschäftigung mit dem Quantenpotential »erkannte er, dass es eine Vielzahl von Merkmalen aufwies, die eine noch radikalere Abwendung vom orthodoxen Denken begründeten. Die klassische Naturwissenschaft hatte den Zustand eines Systems stets lediglich als das Ergebnis der Wechselwirkung seiner Teile aufgefasst. Das Quantenpotential dagegen stellte diese Ansicht auf den Kopf, denn aus ihm ging hervor, dass das Verhalten der Teile tatsächlich vom Ganzen organisiert wurde«, und damit kam »der Ganzheit in gewisser Weise der Status der primären Realität zu«. Es ist damit die Aktivität des Quantenpotentials, die eine koordinierte Bewegung des gesamten Systems bedingt. Und daraus »ergibt sich, dass die Örtlichkeit auf der Ebene unterhalb der Quanten, auf der das Quantenpotential aktiv wird, aufhört zu existieren«. (67, S. 50ff) Ich hoffe, es ist klar geworden, wie revolutionär diese Idee war.

Bohm benutzt die Terminologie der »eingefalteten« und »entfalteten Ordnung«, um verschiedene Zustandsformen einer zugrunde liegenden ungeteilten Ganzheit zu beschreiben. Das uns manifest Erscheinende ist aus dem Urgrund von allem, was ist (die »Holobewegung«), gleichsam verdichtet worden. Es war immer schon im Ganzen »eingefaltet« vorhanden und zeigt sich dadurch – »entfaltet« sich. Um das genauer zu verstehen, muss man tiefer einsteigen, und dazu ist Ken Wilbers Buch *Das holographische Weltbild* sehr zu empfehlen! Es ist deshalb mehr als lohnend, weil die dort genannten Beispiele anschaulich machen, wie unsere »Wirklichkeit« entsteht – und vor allem, warum Bohms Theorie so vieles erklären kann, was bei den derzeitigen Modellen noch widersprüchlich erscheint.

Pribram hatte versucht herauszufinden, wo das Gedächtnis lokalisiert ist, und fand, dass es ganz bestimmt nicht an spezifischen Stellen im Gehirn lokalisiert ist. Man konnte bei Tieren große Teile des Gehirns entfernen, ohne dass sie zum Beispiel den Weg durch ein Labyrinth vergessen hatten oder anderes Gelerntes. Das Holographie-Konzept lieferte ihm dazu eine Erklärungsmöglichkeit. Entscheidend ist hier das Phänomen der *Interferenz*. Damit bezeichnet man das Überlagerungsmuster, das entsteht, wenn zwei oder mehr Wellen sich überlagern und durchdringen.

Laszlo liefert ein anschauliches Beispiel: »Betrachten wir die Wellen, die sich auf der Oberfläche des Meeres fortpflanzen. [...] Wenn wir einen Moment nachdenken, dann wird uns klar, dass die Wellen des Meeres eine aktive Verbindung zwischen den Dingen herstellen, die sich im Meer befinden. Denken wir an ein Schiff oder, noch besser, an ein Unterseeboot. Das U-Boot ist vollständig im Meer eingetaucht – es ist auf allen Seiten sowie oben und unten von Wasser umgeben. Jede Bewegung des U-Bootes übt einen Druck auf das Wasser aus, das es umgibt, und dieser Druck pflanzt sich in alle Richtungen fort. Ein anderes U-Boot – wie auch jeder Fisch, jeder Wal und jeder andere Gegenstand im Meer – ist diesem wellenförmigen Druck ausgesetzt und wird in gewissem Sinn von ihm geformt, sozusagen ›in-formiert‹. Ganz ähnlich ruft auch seine eigene Bewegung wiederum Wellen hervor, die das erste U-Boot beeinflussen – es ›in-formieren‹. Alles im Meer ist mit allen anderen Dingen verbunden, zum einen, indem es im Wasser einen Druck erzeugt, der sich wellenförmig sowohl an der als auch unter der Oberfläche fortpflanzt, und zum anderen, weil es selbst von diesen Wellen beeinflusst wird. Da jedes Ding Wellen erzeugt, verschmelzen seine Wellen mit den Wellen anderer Dinge. Wenn zwei Wellen miteinander verschmelzen, dann erzeugen sie ein Interferenzmuster. Das entstehende Muster verschlüsselt die Phasen der einzelnen Wellen und stellt so eine Information über jene Dinge dar, die die Wellen erzeugt haben. […] Wie im Meer, so bewahrt auch das Quantenvakuum diese Information in Form von Interferenzmustern. Nur werden im Quantenvakuum die durch Anregung seines Grundzustandes erzeugten Wellen weder durch Schwerkraft, noch durch den Wind, die Küstenlinie oder andere Faktoren, die uns in den Sinn kommen könnten, aufgehoben, ja noch nicht einmal abgeschwächt. Wie neuere Theorien bestätigen, ist das Vakuum ein reibungsfreies Medium, vergleichbar mit extrem unterkühltem Helium. Wellen, die sich in ihm ausbreiten, treffen auf keinen Widerstand.« (38, S. 97ff)

Das Spannende ist, dass man von jedem Teilausschnitt eines

holographischen Musters das komplette Bild rekonstruieren kann. Das war für **Pribram** die Erklärung dafür, wie eine Erinnerung im Gehirn »verteilt« sein kann und eben nicht an einer bestimmten Stelle lokalisiert ist. (67, S. 27f) Auch Phantomschmerzen lassen sich so erklären (67, S. 35), und es ist ebenso verstehbar, warum es kein Problem mehr mit Einsteins These gibt, dass Information sich nicht schneller als mit Lichtgeschwindigkeit ausbreiten kann. Man erinnere sich auch wieder an Aspects Experiment zur Nicht-Lokalität (siehe Seite 51).

Zurück zum Vakuum und **Laszlo**: »Das Vakuum ist ein komplexes Feld aus virtueller Energie. In ihm werden durch sich überlagernde Wellenfronten Hologramme erzeugt, die Informationen enthalten. Das holographische Feld ist kein elektromagnetisches Feld, denn im Gegensatz zu elektromagnetischen Wellen durchdringen die Wellenfronten sich nicht gegenseitig, sondern erzeugen ein für Hologramme typisches Welleninterferenzmuster. Die Wellen der sich überlagernden Wellenfronten (es sind, genauer gesagt, ›Störungen‹ in einem bestehenden Feld von Skalarpotenzialen) pflanzen sich in Längsrichtung fort (elektromagnetische Wellen verlaufen quer), und durch die Überlagerung bewahren sie Informationen über die Objekte, durch die sie erzeugt werden. Diese Objekte sind die Teilchen sowie die größeren und komplexeren, aus in sich komplexen Teilchenanordnungen bestehenden Objekte, die den Grundzustand des Vakuums in einen angeregten Zustand versetzt haben. Die durch diese Anregung geschaffene Information wird in den sich überlagernden, wellenartigen Störungsfronten – das heißt, in den Hologrammen des Feldes – bewahrt« und ist *nicht zerstörbar!* »Alle Dinge im Universum rufen Wellen hervor und tragen so zum Wachstum und zur steigenden Komplexität der Hologramme bei.«

Und: »Die in einem Vakuum-basierten Hologramm verschlüsselte Information ist nicht passiv: Die sich überlagernden, wellenartigen Störungsfronten, die das Hologramm darstellen, sind mehr als nur eine einfache Aufzeichnung der Teilchen und Objekte, durch die sie erzeugt wurden. Das Gegenteil ist der Fall: Die im Vakuum-Hologramm enthaltene Information ›in-formiert‹ buchstäblich die Teilchen und Strukturen, von denen es erzeugt wurde.« (38, S. 96f, S. 139)

Fazit: Wir haben es mit *verschiedenen Realitätsebenen* zu tun! Das kann man sich nicht genug klarmachen. Die konkrete Realität, die wir sehen, stellt nur *eine* Manifestationsform von Realität dar. Auf einer tieferen Ebene zerfließt das alles in einem Ozean von Energie, der holographisch verbunden ist und bei dem jeder noch so kleine Teilaspekt den restlichen Teil des Universums beinhaltet. So sagte es **Talbot** selbst in einem Interview 2013.

Energie

Die klassische Definition von »Energie« ist die über die Fähigkeit, Arbeit zu leisten. Dabei werden verschiedene Arten von Energie unterschieden wie zum Beispiel Bewegungs-, Reibungs-, Wärme-, chemische und elektromagnetische Energie. Diese Definition muss nach den neuen Erkenntnissen über die »subtilen Energien« zweifellos erweitert werden (s. u.). **Oschman** sagt dazu: »Im Grunde wissen wir eigentlich noch immer nicht genau, was Elektrizität und Magnetismus wirklich sind. Grundeinheit ist das Elektron, und es besitzt Eigenschaften wie Ladung, Masse und Schwerkraft, doch eine tiefer gehende Erklärung, wodurch sie zustande kommen, fehlt noch immer.« Wir können aber elektrische und magnetische Felder messen, und es ist ein physikalisches Grundgesetz, dass elektrischer Strom, der durch einen Leiter fließt, ein Magnetfeld im umliegenden Raum erzeugt. Was wir inzwischen auch wissen, ist, »dass jeder Herzschlag mit einem elektrischen Impuls im Herzmuskel beginnt. Diese Elektrizität kommt durch Teilchen mit elektrischer Ladung zustande (Natrium-, Kalium-, Chlorid-, Kalzium- und Magnesiumionen), die in großer Zahl durch Muskelmembranen fließen und Kontraktionen auslösen können. Diese

Ströme breiten sich auch im umliegenden Gewebe aus. Etwas von der elektrischen Herzaktivität fließt auch in den Kreislauf ein: Blut ist wegen seines hohen Salzgehalts ein guter elektrischer Leiter. Mit dem Blut, das zu jedem Körpergewebe transportiert wird, gelangt auch der Herzstrom überall hin.« (56, S. 23f) Das Herz ist also nicht irgendwie isoliert und hat nur die Funktion, Blut in den Kreislauf zu pumpen. Es schickt in den ganzen Körper Informationen, die sich sehr schnell verbreiten können. Ebenso erzeugt »jeder Muskel im Körper [...] bei seiner Kontraktion magnetische Impulse«, die sich gleichfalls ausbreiten und das restliche System darüber informieren, was da gerade wo passiert. (56, S. 30)

Das ist die Grundlage der »energetisch« messenden Apparate, die Felder für die Diagnose nutzen (Schwingungsanalyse, zum Beispiel der Herzratenvariabilität). Dabei lassen sich *Rhythmen* (bei den oszillierenden elektrischen Feldern) feststellen. (56, S. 17) Diese Rhythmen sind auch entscheidend für Gesundheit! Bei Krankheit ist der Rhythmus entweder verändert oder völlig verloren gegangen.

Man kann im lebenden Organismus Energie-Schaltkreise nachweisen. Sie verbinden die einzelnen Teile und gewährleisten die Kontinuität ihrer Funktionen. »Durch diese Schaltkreise strömen Energie und Informationen bis in die kleinsten Ecken und Winkel des Körpers. Die Energie- und Informationsflüsse können von subtilen Energien in der Umgebung beeinflusst werden. Darüber hinaus verändern sie sich bei Krankheiten und Störungen in vorhersagbarer Weise.« Krankheit ist die Folge einer *Kommunikationsstörung*, die im Körper immer auch eine Feldstörung ist, und genau da setzen die verschiedenen energetischen Therapieformen an. (56, S. 35)

Warnke liefert eine Erklärung zur Rolle der Elektronen und ihrer Vermittlerfunktion: Es sind die Spins der Atomkerne und

Elektronen, die resonanzartig auf das holographische Wirbelfeld reagieren, das sich sowohl im Gehirn als auch im universellen Vakuum ausbreitet. »Diese Spins sind selbst Wirbelstrukturen und besitzen durch die ihnen eigene Fähigkeit zur Teilchenkommunikation [...] die notwendige Resonanzfähigkeit. Spins, die verändert werden, verändern auch die Bindungen zwischen den Molekülen. Und jede Änderung der Bindungen innerhalb unserer Körpermaterie wird als Information im Vakuum eingespeichert. Gleichzeitig sind wir Menschen durch ganz bestimmte Bindungen zwischen Atomen und Molekülen konstruiert worden und stellen insofern eine besondere Raum-Zeit-Struktur dar.« Als solche sind wir, und zwar jeweils als Individuum, ebenfalls im »Meer aller Möglichkeiten«, wie er es nennt, abgebildet. »Umgekehrt kann jedes Individuum und jede noch so kleine Mikrostruktur auf die Abbilder im ›Meer aller Möglichkeiten‹ zurückgreifen. Das bezeichnet Puthoff als ›selbst-regulierende Kosmologie‹.« (79, S. 152)

Nach **Oschman** kommunizieren lebende Systeme über »zwei Hauptsprachen: eine chemische und eine energetische« (56, S. 42), wobei er bei Letzterer unterscheidet zwischen »Bioelektrizität« und »Bioelektronik«. »Bioelektrische Phänomene spielen sich im großen Maßstab ab und beruhen auf der Bewegung elektrisch geladener Ionen (wie Natrium, Kalium, Chlorid, Kalzium und Magnesium). In praktisch allen Fällen entsteht die Elektrizität aufgrund der großen elektrischen Polarität über den Zellmembranen und der Fähigkeit dieser Membranen, sich von Zeit zu Zeit zu entladen (zu depolarisieren) und wieder aufzuladen (zu repolarisieren).[20] Dieser Vorgang ermöglicht Nerven die Reiz-/

20 Lt. Rothe werden elektromagnetische Signale außerhalb der Zelle über die Zellmembran auf das 500- bis 1000-Fache verstärkt. (»Der freie Arzt« 12-1/10, S. 9)

Signalleitung von einer Stelle im Körper zur nächsten. Depolarisationswellen breiten sich auch entlang von Muskelzellen aus und veranlassen Muskeln zur Kontraktion. Diese großen elektrischen und biomagnetischen Felder, die sich an Herz, Retina, Muskeln und Gehirn aufzeichnen lassen, entstehen primär, weil bei der Ausübung von deren Aktivitäten elektrischer Strom fließt. Weniger bekannt, aber genauso wichtig ist, dass auch Verletzungen langsame elektrische Depolarisationswellen über der Haut auslösen können. Diese sogenannten Verletzungspotentiale sind ein wichtiger Stimulus für Reparaturvorgänge im Gewebe. […] Im Unterschied dazu ist Bioelektronik ein vergleichsweise neues Forschungsgebiet. Es befasst sich mit Flüssen viel kleinerer Einheiten als elektrisch geladener Ionen, das heißt vor allem Elektronen, Protonen und Stellen, an denen ein Elektron fehlt (sog. ›Elektronenlöcher‹).« (56, S. 36) Über elektronische Schaltkreise funktioniert zum Beispiel die Akupunktur. (56, S. 49 mit Verweis auf Kap. 5)

Die enge Verbundenheit von allen Teilen des Organismus hat man nach Oschman früher auch deshalb nicht gesehen, weil fälschlicherweise angenommen wurde, die Zelle sei ein »Sack voll flüssiger Lösungen«. Inzwischen weiß man, dass die Zelle von einer Matrix aus vielen Tubuli durchzogen ist, die ein Zytoskelett bilden. Die Enzyme schwimmen nicht chaotisch im Zellwasser herum und treffen zufällig auf ihre Reaktionspartner, sondern sind in geordneter Weise an diese Strukturen gebunden, wodurch die Reaktionen viel schneller ablaufen können. Eine solche Matrix gibt es nicht nur in der Zelle, sondern diese ist wiederum verbunden mit der Matrix des Bindegewebes. »Die lebende Matrix ist ein ununterbrochenes und dynamisches ›supramolekulares‹ Netzwerk, das sich bis in die kleinsten Ecken und Winkel des Körpers erstreckt. […] In der lebenden Matrix gibt es keine

Grundeinheit, […] keinen Teil, der am wichtigsten wäre. Die Eigenschaften des ganzen Netzes hängen von den Aktivitäten aller eingegliederten Einzelteile ab. Von Einwirkungen auf einen Teil des Systems werden auch alle anderen betroffen sein. Dieses Bild von den Strukturen des lebendigen Körpers ist wichtig. Denn nach unseren Bildern gestalten sich unsere Therapieerfolge.« (56, S. 39f) Über diese Matrix laufen auch die Signale bis hinein in den Zellkern! Weil es sie gibt, breiten sich Informationen so schnell im gesamten Organismus aus.

»Die gesamte lebende Matrix ist alles zugleich – ein mechanisches, schwingendes (vibratorisches oder oszillatorisches), energetisches, elektronisches und Informationsnetzwerk.« (56, S. 42) »Alle Fasern der lebenden Matrix innen und außerhalb der Zellen und Zellkerne sind von einer strukturierten Wasserschicht umgeben, die als getrennter Kanal für die Kommunikation und Energieflüsse genutzt werden kann. Während Elektronen durch Fasern fließen (Elektrizität), fließen Protonen durch die Wasserschicht.« (56, S. 54)

Nebenbei: Ein einzelnes Wassermolekül schwingt Billionen Mal in der Sekunde! Das ist enorm energetisch!

Dazu kommt der *piezoelektrische Effekt* (Entstehung elektrischer Felder durch Stauchung oder Dehnung, »Druckelektrizität«), den es nicht nur bei Kristallen gibt, sondern der auch an Knochen und »praktisch allen Körpergeweben« zu beobachten ist. (s. genauer 56, S. 44ff) Auch die Rolle der *Flüssigkristalle* im Körper wird dort anschaulich erklärt.

Ebenfalls relativ neu ist die Erkenntnis, dass die »Bindegewebe-Matrixstruktur ein Kommunikationsnetz aus *Halbleitern* [ist], das bioelektronische Signale zwischen allen Körperteilen übermitteln kann«. (56, S. 48) Schon 1941 hat **Szent-Györgyi** (Nobelpreis für die Entdeckung des Vitamin C) die These aufgestellt, dass die Proteine in unserem Körper Halbleiter sind. Diese Vorstellung wurde nach Oschman zunächst von vielen abgelehnt, hat sich aber inzwischen bestätigt. »Praktisch alle Moleküle der lebenden Matrix sind Halbleiter.« Und sie müssen sich nicht berühren, um zueinander in Beziehung zu treten, weil, wie Szent-Györgyi schon erkannte, die Energie durch das elektromagnetische Feld der biologischen Matrix fließen kann.

Das Bindegewebe fungiert im Körper wie ein Flüssigkristall oder Halbleiter. Das ist möglich, weil die Hauptbestandteile der extrazellulären Matrix Silizium und kristallines Wasser sind. »Mehr noch: Silizium und das eingelagerte kristalline Wasser machen den Organismus zu einem einzigen riesigen Halbleiter, dessen elektromagnetisches Feld mit anderen äußeren Feldern kommunizieren kann.« (83, S. 143f)

»Das Besondere an Halbleitern ist, dass ihre Leitfähigkeit genau kontrollierbar ist«, so dass eine gute Feinabstimmung möglich ist. (56, S. 54; genauer zum Vorteil von Halbleitern und dem Hall-Effekt S. 208f) Vor allem die DNS-Moleküle sind piezoelektrische Halbleiter, wie alle spiralförmigen Moleküle, also auch Keratin, Kollagen und die Muskelfasern. »Sie können Licht aussenden und absorbieren und Licht- in Schwingungsenergie (Vibrationen) umwandeln, die sich durch die lebende Matrix fortpflanzen.« (56, S. 213, genauer S. 217)

Über die Hüllschicht aus Bindegewebe, die alle Nervenfasern umgibt (perineurale Zellen), hat man herausgefunden, dass sie mit Gleichstrom arbeitet und dadurch ein hervorragendes Kommunikationssystem ist. Sie ist u.a. verantwortlich für den Verletzungsstrom, der die Reparatur nach Verletzungen kontrolliert. (56, S. 55, genauer S. 204f) Alle Blutgefäße, die Lymphbahnen, Muskeln und Knochen sind von einer kontinuierlich durchgehenden Bindegewebsschicht umhüllt (s. Pischingers »System der

Grundregulation«). Die perineuralen Zellen zum Beispiel machen mehr als die Hälfte aller Hirnzellen aus. (56, S. 86f) Sie bilden ein den ganzen Körper durchziehendes System, das alle Informationen immer an alle anderen Teile weitergibt und deshalb regulierend bzw. integrierend für den Gesamtorganismus wirken kann. (56, S. 205) Auch die Hirnwellen breiten sich über die perineuralen Zellen über den ganzen Organismus aus. Welche Bedeutung das hat, erläutert Oschman genauer, weil er es für sehr wichtig im Hinblick auf die Wirkung der subtilen Energien und im Weiteren für Bewusstseinstheorien und Trauma-Arbeit hält (Redpath, »Mikrogenese«-Theorie von J.W. Brown, 56, S. 105ff). Mehr zur bisher stark unterschätzten Bedeutung der ganzen »Peri«-Systeme und zur extrazellulären Matrix ist bei ihm nachzulesen (56, S. 210).

Oschmans Fazit: »Durch die Arbeiten von Fröhlich und anderen wissen wir jetzt, dass von jedem Teil der lebenden Matrix Schwingungen ausgehen, die sich innerhalb des Organismus ausbreiten und auch in die Umgebung abstrahlen. Diese Vibrationen oder Oszillationen haben ganz unterschiedliche Frequenzen, einschließlich der Wellenlängen von sichtbarem und beinahe sichtbarem Licht. Es handelt sich nicht um subtile Phänomene, sondern um Erscheinungen, die im großen oder sogar riesigen Maßstab auftreten. [!] Darüber hinaus sind ihre Wirkungen nicht trivial, weil lebende Matrix hoch organisiert und außerordentlich empfänglich für den Informationsgehalt kohärenter Signale ist.« (56, S. 55)

Das alles macht verständlich, was vorher so schwer vorstellbar war, nämlich warum alles, was an einer Stelle des Körpers passiert, sofort von allen anderen Teilen registriert werden kann. Wenn diese »Ganzkörper-Weiterleitung« von Signalen einwandfrei funktioniert, kann sich der Organismus auf Schwankungen durch störende Einflüsse bis zu einem gewissen Grad einstellen. Die Reaktionen sind dementsprechend angemessen, und das Gesamtsystem ist in sich harmonisch.

»Harmonisch« bedeutet dabei wie in der Musik ein dynamisches Zusammenspiel vieler Komponenten und keinen statischen Zustand, den es im lebendigen Körper sowieso nie geben kann. Das System kann genauso im Schlaf wie bei sportlicher Betätigung in einem harmonischen Zustand sein, und beides sieht für denselben Körper sehr verschieden aus. »Disharmonie« würde hingegen bedeuten, dass an mehr oder weniger vielen Stellen im System der Informationsfluss gestört oder unterbrochen ist – Blockaden im weitesten Sinne – und deshalb bei länger anhaltender Dauer der Störungen Symptome auftreten. Das System reagiert nicht mehr als Einheit. In dem Buch *Heilung aus der Mitte* wird **Christina Kessler** interviewt. Sie bezieht sich auf den griechischen Wortstamm »harmos«, was so viel bedeutet wie die Fähigkeit, Unzusammenhängendes bzw. Getrenntes zu etwas Neuem zu verbinden. Krankheit wird deshalb verstanden als ein Geschehen, bei dem eine Blockade überwunden bzw. eine Trennung aufgehoben werden will, um wieder in den Zustand der Ganzheit zu gelangen. »Eine Krankheit ist immer ein Ruf, die verlorene Ganzheit wieder herzustellen bzw. eine neue Ganzheit zu schaffen und dabei uns selbst zu entdecken: wer wir sind; was wir wirklich wollen […] Aus dieser Sicht ist Krankheit eine Chance der Rückverbindung mit uns selbst.« (34, S. 369) Deshalb, so möchte ich ergänzen, hat Heilung mit einem Erkenntnisprozess zu tun, nämlich dem Aufdecken der Hintergründe hinter den Symptomen, dem *Warum* der Disharmonie, die sich auf Körperebene zeigt. Genau damit beschäftigt sich meine Arbeit, die CH'I-Systemik®. Zur ganzheitlichen Heilung gehört – nicht nur meiner Überzeugung nach – zu erkennen, dass wir in einem oder mehreren Teilbereichen unseres Lebens gegen uns selbst agieren, denn unser Körper sendet seine Signale, damit wir in unserem Bewusstsein wachsen, und genau das setzt ein, wenn wir die Gründe für die körperlichen Ungleichgewichte aufdecken.

Oschman formuliert zusammenfassend als Hypothese: »Alle Teile des Körpers, einschließlich der von der modernen Wissenschaft so gründlich untersuchten Molekülstruktur und der Akupunktur-Meridiane in der traditionellen fernöstlichen Medizin, bilden ein kontinuierlich miteinander verbundenes, elektronisches Halbleiter-Netzwerk. Jeder Teil des Körpers – und sei er noch so klein – ist in einem ständigen Strom von Schwingungs-Informationen eingetaucht, den er auch selbst miterzeugt. Es sind Informationen über sämtliche Aktivitäten, die sich im Körper abspielen. Gesundheit findet im umfassenden allseitigen Verbundensein ihre Entsprechung. Stauen sich aber physische und/oder psychische Traumen auf, wird diese Verbundenheit geschwächt (Oschman & Oschman 1995). Wenn das geschieht, hat eine Krankheit wegen der beeinträchtigten Abwehr- und Reparaturfunktionen des Körpers eine Chance, von ihm Besitz zu ergreifen. Hier können Akupunktur und andere Energietherapien helfen, das Netzwerk von Schwingkreisen wiederherzustellen und auszubalancieren – mit ganz eindeutigem, tiefer gehendem Nutzen. Abwehrsystem und Reparaturfunktionen sind in der Lage, sich selbst wieder auszugleichen (Selbstheilungskräfte des Körpers).« (56, S. 65; zur Heilung durch Magnetfelder s. S. 68f) In vielen Fällen erfolgt der Heileffekt der energetischen Methoden über *das Lösen von Blockaden durch Frequenzimpulse*, wodurch die körpereigne *Selbstregulation* wieder funktionieren kann. Danach kann man wiederum mit Frequenzen *über Resonanz* gezielt Regulationsprozesse anstoßen, weshalb man auch von »Regulationsmedizin« spricht.

Was genau ist unter diesen Voraussetzungen »heilende Energie«? **Oschman** bietet folgende Definition an: »›Heilende Energie‹ – ob von einem medizinischen Gerät produziert oder vom menschlichen Körper ausgehend – ist Energie einer bestimmten Frequenz oder eines Frequenzspektrums, von der die Reparatur eines Gewebes (oder von mehreren Geweben) stimuliert wird.« Er geht näher auf die Messungen der Ausstrahlungen von Therapeutenhänden ein, wobei es sich um biomagnetische Ausstrahlungen zu handeln scheint (56, S. 80f), und verweist auf das Buch *Molecules of Emotions* von **Candace Pert** (1997), in dem Thesen dazu vorgestellt werden, wie die Felder von Heilerhänden auf den Körper der Patienten einwirken. (56, S. 229) Diese Felder können inzwischen gemessen werden. »In mehreren medizinischen Forschungszentren [wird] die Anwendung von oszillierenden Magnetfeldern zur Behandlung von Knochen-, Nerven-, Haut-, Gefäß- und Bandläsionen untersucht. Praktisch identisch mit solchen Magnetfeldern sind die Felder, die sich um die Hände geübter Manualtherapeuten nachweisen lassen. Das lässt unweigerlich nur eine Schlussfolgerung zu: Medizinische Untersuchungen zeigen, dass die Heilung unterschiedlicher Gewebe durch Geräte stimuliert werden kann, die pulsierende Magnetfelder bestimmter Frequenzen erzeugen. [...] Der gemeinsame Nenner ist ein pulsierendes Magnetfeld, das als biomagnetisches Feld bezeichnet wird, wenn es von den Therapeutenhänden ausgeht.« (56, XIf)[21]

Zur Erinnerung: Jede Frequenz ist Träger von Information. Es gibt verschiedene Geräte, die mit für die einzelnen Krankheiten spezifischen Frequenzen heilen. So hat Abrams, der Erfinder des ersten Radionik-Gerätes, herausgefunden, dass zum Beispiel Krebs bei 50 Ohm und Syphilis bei 55 Ohm gemessen werden

21 Eine Skala der Intensitäten natürlicher und künstlicher Magnetfelder findet sich in Oschman (56, S. 200).

kann (Hautwiderstandsmessung). Er hat eine lange Liste erstellt, in der die verschiedenen Krankheitsfrequenzen angegeben sind. Auch konnte er Hahnemanns Entdeckung bestätigen, dass das Mittel, das zur Heilung einer Krankheit eingesetzt wird, die gleiche Frequenz wie diese Krankheit hat (so z.B. Chinin und Malaria oder Quecksilber und Syphilis).[22]

Nach **Massey** und **Fraser** hat eine schwedische Studie festgestellt, dass im Körper ununterbrochen eine biologische Frequenz präsent ist. Sie wird sekundär zu allen Körpersystemfunktionen erzeugt und generiert Sinuswellen. »Wenn die ›Hintergrundfrequenz des Körpers‹ die Referenzwelle ist und die Krankheit, oder unharmonische Struktur, eine Interferenz erschafft, sind die Elemente eines Hologramms gegeben. Das Störfeld ist eine andere Frequenz. [...] Diese zwei Strahlen – die vom Körper erzeugte Hintergrund-Sinus-Welle und das Störfeld, das die Welle in einem bestimmten Bereich verzerrt – erschaffen ein Interferenzfeld, das klinisch nachweisbar ist.« (44, S. 42)

McTaggart spricht von der Energie auf der Quantenebene als »reine Energie«, die »weder Zeit noch Raum [kennt], sondern als unendliches Kontinuum fluktuierender Ladungen« existiert. (45, S. 259) Sie verweist dazu auf **Bohm**s Theorie der »impliziten Ordnung«, nach der etwas in den Nullpunkt-Fluktuationen in Wellenmustern »eingefaltet ist, bis es explizit gemacht« und dadurch entfaltet wird (45, S. 259), so wie zum Beispiel ein Fernsehprogramm in Bilder umgewandelt werden kann, wenn man den entsprechenden Kanal wählt.

Es dürfte eine lohnende Aufgabe sein, Bohms Erklärung der impliziten Ordnung (8) mit dem Nullpunkt-Feld zu vergleichen

22 Iwailo Schmidt in »Der Freie Arzt« 12-1/10, S. 64

und zu untersuchen, ob seine Charakteristik des »Eingefaltenen« (inkl. dem Vergleich mit einem Hologramm) damit zu tun hat. Bohm spricht selbst von der Nullpunkt-Energie (8, S. 123) und den Nullpunkt-Schwankungen des Vakuums (8, S. 128) sowie Nullpunkt-Quantenschwankungen (8, S. 182).[23] Er betont immer wieder die ungeteilte Ganzheit hinter jeder fragmentierenden Analyse und spricht von einem »Holomovement«, also einer ganzheitlichen Bewegung, die allem zugrunde liegt. (8, um S. 200) Deshalb ist nach Bohm schon »der Gebrauch des Begriffs ›Teilchen‹ [...] im ›Quantenzusammenhang‹ höchst irreführend«. (8, S. 205) Für ihn ist »Teilchen« höchstens eine »zweckmäßige Abstraktion« (8, S. 68), so wie »jedes beschreibbare Ereignis, Objekt, Wesen usw. eine Abstraktion von einer unbekannten und undefinierbaren Totalität fließender Bewegung ist«. (8, S. 78)

Bohms Ausführungen haben die Konsequenz, dass es bei Annahme eines großen zugrunde liegenden Ganzen, aus dem sich alles entfaltet, wenig sinnvoll ist, überhaupt noch von getrennt existierenden Dingen zu sprechen, die *miteinander wechselwirken*. Es ist nicht die Wechselwirkung der Grund für irgendetwas, sondern der darunterliegende gemeinsame Ursprung. (8, S. 191) Deshalb ist es auch für ihn nicht sinnvoll, von (wiederum als getrennt existierend angenommenen) Kräften zu sprechen, die diese Wechselwirkung bewerkstelligen, ohne eine Veränderung in der »Wesensart« dieser Dinge zu bewirken. Man beachte den Nachsatz! (8, S. 226) Es gibt also nicht einen Apfel, eine Erde und dazwischen die Schwerkraft als getrennte Dinge.

»Schwerkraft gibt es wegen des Fehlens von Masse im Nullpunktfeld nicht; sie entsteht nur durch die Bewegung geladener

23 Er spricht auch von »Subquantenschwankungen« des Elektrons, »die alle zusammengenommen das Verhalten jedes einzelnen Systems im zeitlichen Ablauf im Einzelnen festlegen«. (8, S. 115)

Teilchen. Daher ist ihr Wert auf die Massen dieser Teilchen beschränkt und umfasst nicht ein Massenäquivalent aller Bosonen im Vakuum. Im Lichte dieser Forschungen an vorderster Front scheinen *alle* fundamentalen Charakteristika, die wir normalerweise mit der Materie assoziieren, Produkte der Interaktion des Vakuums zu sein: Trägheit, Masse und auch Schwerkraft.« (39, S. 234)

Bohm legt sehr viel Wert darauf, dass sich in unserer jeweilig benutzten Sprache zur Beschreibung von etwas schon die dahinterstehende Theorie ausdrückt und diese Beschreibung deshalb nicht so objektiv ist, wie sie sich anhört. Schon der Begriff »Faktum« ist daher relativ. (8, S. 189ff) Für den »Welle-Teilchen-Dualismus« bedeutet das zum Beispiel, dass »die Eigenschaft der Materie, gleichermaßen als Welle wie als Teilchen aufzutreten, [zeigt,] dass die Gesamtbewegung auf eine Weise von der ganzen Versuchsanordnung abhängt, die nicht mit einer autonomen Bewegung örtlicher Teilchen vereinbar ist«. (8, S. 205) Die Gesetze der bisherigen Physik haben sich nach seiner Theorie bisher »hauptsächlich auf die explizite Ordnung bezogen« und dabei außer Acht gelassen, dass alles von der zugrunde liegenden ungeteilten Ganzheit »getragen« wird. (8, S. 200)

So wie ich Bohm verstehe, ist auch die Quantentheorie für ihn nicht der Weisheit letzter Schluss, sondern eine Theorie mit begrenztem Anwendungsbereich (s. z.B. 8, S. 222). Er beschreibt allerdings das »Holomovement« so, als könne es dem Nullpunkt-Feld entsprechen.

Bohms Version der Quantentheorie folgt nicht der Kopenhagener Deutung, sondern liefert einen strengen Determinismus, in dem der Zufall keine Rolle spielt. Seine Theorie beansprucht, das Messproblem zu lösen, weil ihre linearen Bewegungsgleichungen

»exakt und vollständig« die zeitliche Entwicklung der Wellenfunktionen des gesamten Universums beschreiben – »Messgeräte und Beobachter eingeschlossen«. Der theoretische Physiker **David Z. Albert** erklärt in seinem Artikel in Kurzform Bohms Ansatz, der im Wesentlichen aus nur drei Elementen besteht. Auf Bohm kommen wir im Kapitel »Realität« noch einmal zurück.

Fest steht: Die Naturwissenschaft hat ihren eigenen Rahmen gesprengt und zu einer größeren Weite des Denkens geführt. (Heisenberg in 21, S. 246) Dazu gibt es ein berühmtes Zitat von **Bohr**: »Wer die Quantentheorie wirklich verstanden hat, würde aber gar nicht mehr auf den Gedanken kommen, hier [bei der komplementären Beschreibung von Welle und Teilchen] von einem Dualismus zu sprechen. Er wird die Theorie als eine einheitliche Beschreibung der atomaren Phänomene empfinden, die nur dort, wo sie zur Anwendung auf die Experimente in die natürliche Sprache übersetzt wird, recht verschieden aussehen kann. Die Quantentheorie ist so ein wunderbares Beispiel dafür, dass man einen Sachverhalt in völliger Klarheit verstanden haben kann und gleichzeitig doch weiß, dass man nur in Bildern und Gleichnissen von ihm reden kann.« Die klassischen Begriffe passen einfach »nicht genau auf die wirkliche Welt«. Deshalb sieht es nur so aus, als handele es sich um einen Widerspruch. (Bohr in 21, S. 264)

Nebenbei: Auch so ein fundamentales Phänomen wie die Gravitation ist noch nicht wirklich verstanden, aber nichtsdestoweniger eine für jeden spürbar wirkende Kraft. Niemand käme auf die Idee, ihre Existenz und ihre Wirkung anzuzweifeln.

Feinstoffliche Energien

Ich habe bisher noch keine wirkliche Definition des Begriffs »energetisch« gefunden. Er wird meist in Zusammenhang mit »Feinstofflichkeit« benutzt. Man kann »feinstofflich« ganz einfach als »über Felder und Energien wirkend« verstehen. Dann sind alle Therapien, die mit elektromagnetischen oder magnetischen Feldern arbeiten, feinstofflich wirkende Methoden. Es gibt aber auch noch andere Arten von Feldern.

Oschman spricht von »subtilen Energien« (s. o.) und beschreibt die feinstofflichen Energien in einem Vortrag (55) als »all jene, die bisher in der konventionellen Physik nicht erforscht werden konnten«. Inzwischen ist die Technik so weit, dass sie viele dieser Energien wie auch die von Heilerhänden ausgehenden nachweisen kann. »Höher« oder »feiner schwingend« heißt, dass die Schwingungen in einem höheren Frequenzbereich angesiedelt sind, es sind aber immer noch Schwingungen!

Er zieht bei seiner oben genannten Unterscheidung zwischen »elektrisch« und »elektronisch« den Vergleich zwischen elektrischen Haushaltsgeräten und Computern heran. Während Erstere über Stromkabel betrieben werden, laufen in Computern wesentlich »subtilere« Prozesse ab, die erst durch die Halbleiter-Technik möglich wurden – eine andere Art von Stromweiterleitung, aber eben auch Strom. (56, S. 36)

Falls man jetzt denkt, es ließe sich nicht präzise festlegen, ab wann genau eine Schwingung »feinstofflich« ist: Nach Berechnungen des HeartMath-Institutes in Boulder, Colorado, USA, liegt die Grenze des Übergangs von der Feinstofflichkeit zur Grobstofflichkeit bei einer Schwingung von 0,0025 nm Wellenlänge bei einer Frequenz von 1,2 THz, wobei das in Abhängigkeit vom Magnetfeld variieren kann. (65, S. 21)

Man muss sich klarmachen, dass die neuen Techniken ganz neue Phänomene zutage gefördert haben. Die Erkenntnis, dass Halbleiter, Supraleitung, Piezo-Effekt, Gleichstrom und Flüssigkristalle in biologischen Organismen wirken, ist noch recht neu und auch für viele Wissenschaftler nicht selbstverständlich in ihrem Weltbild verankert. **Meyl** nennt die »Tunneleffekte«[24], die »in der Welt der klassischen Physik [...] geradezu verboten, im Reich der Teilchen und Quanten aber ganz leicht machbar« sind. (51)

Nach **Bischof** »betrachtet die neue Biophysik den lebenden Organismus heute als ein hochkomplexes, kohärentes Resonanzsystem oszillierender Felder und rhythmisch schwingender Gebilde. Ein solches ›Oszillator-Modell des Organismus‹«[25] ist ganz bestimmt neu. Es ist weit entfernt von dem bisher favorisierten

24 **Tunneleffekt** ist in der Physik eine veranschaulichende Bezeichnung dafür, dass ein Teilchen eine Potentialbarriere von endlicher Höhe auch dann überwinden kann, wenn seine [kinetische] Energie geringer als die »Höhe« der Barriere ist. Nach den Vorstellungen der klassischen Physik wäre dies unmöglich, aber nach der Quantenmechanik ist es möglich.

25 R. Sinz: Zeitstrukturen und organismische Regulation. Akademie Verlag, Berlin 1978; M. Bischof: Introduction to integrative biophysics, in: F.A. Popp & Beloussov (Hrsg.): Integrative Biophysics. Kluwer Academic Publishers, Dordrecht, 1–115, 2003

molekularbiologischen Ansatz und entspricht eher »der traditionellen Vorstellung der chinesischen Medizin« (in 56, S. VI). Weil es so neu ist, legt **Pert** Wert darauf zu betonen, dass Oschmans »Theorie mit den klassischen physiologischen und elektromagnetischen Prinzipien ebenso vereinbar [ist] wie mit Elektronik und moderner Physik; es ist eine Theorie, die keine ›subtilen Energien‹ oder anderen geheimnisvollen Kräfte beschwören muss, deren wissenschaftliche Begründung noch immer aussteht«. (in 56, S. IX) Von »subtilen Energien« spricht Oschman eben nicht im Sinne von »obskur« oder »nicht wissenschaftlich belegbar«. Atome und subatomare Teilchen schwingen Billionen Mal in der Sekunde, Moleküle mehrere Millionen Mal (56, S. 79), und diese hohen Schwingungen waren ganz einfach lange nicht messbar. »Das breite Spektrum elektromagnetischer Schwingungsfrequenzen umfasst etwa 90 Oktaven.« (56, S. 112)

Entgegen den verschiedenen Formen der Energie, die in den energetischen Methoden verwendet werden, befindet sich die »reine Energie« nach **McTaggart** auf einer besonderen Ebene, ebender des Nullpunkt-Feldes. Auch da zeigt sie sich als Schwingung! Sie kann umgewandelt werden in Schwingung in Raum und Zeit, was aber einen konkreten Akt der Wahl eines Bewusstseins erfordert, was die Potentialität in die Realität bringt – so scheint es bisher verstanden zu werden. Auch wenn das Nullpunkt-Feld sehr speziell ist, sind es aber eben auch Schwingungen, die hier wirken. Gerade deshalb betonen die Physiker ja auch, dass letztlich alles eins ist.

Ein Beispiel für das, was zu den feinstofflichen Phänomenen gezählt wird, ist die »Aura«. Bischof (in 56, S. V) zitiert **Bigu**, für den zur »physikalischen Aura« des Menschen gehören »die elektrische sowie die magnetische Feldaura, die Aura der elektromagnetischen Strahlung (Radio- und Mikrowellen-Aura, Infrarot-Aura, optische Aura, Ultraviolett-Strahlungsaura), Röntgenstrahlen-, Gamma- und Betastrahlen- sowie Neutrino-Aura, chemische und biologische Auras (Schweiß und Pheromone, Atemgase, Ionen, Mikroorganismen), Lichtstreuungs-, -beugungs- und -brechungsauras, UV-Fluoreszenzauras und schließlich die mechanisch-akustischen Auras (vom Körper erzeugte Druck- und Schallwellen sowie Luftströmungen). Alle diese Komponenten der physikalischen Aura können mit heutiger Messtechnologie ziemlich präzise erfasst werden.«[26]

Bischof definiert »Energiemedizin« denn auch als »eine Gruppe von Verfahren in der Komplementär- und Alternativmedizin, die Energiefelder zur Diagnose und Therapie verwenden«. Damit ist alles eingeschlossen, was Elektrizität, Elektronik und alle möglichen Arten von Feldern wie Magnetfeldern nutzt. Der Begriff kam Mitte der 80er-Jahre in den USA auf.[27] (6)

Der Spezialist zum Thema Feinstofflichkeit ist wohl **Volkamer**. Er konnte die *Entstehung von Materie* in einem abgedichteten Glaskolben zeigen (70/71/72). Er beschreibt sie als »eine reale und bioaktiv feinstoffliche Materieart, die Lebensfelder aufbaut. Sie ist

26 S. in J. Bigu 1976: On the biophysical basis of the human aura. Journal of Research in Psi Phenomena, 1 (2) 8-43

27 Nach Bischof geht aus den hippokratischen Schriften »klar hervor, dass Lebensenergie-Konzepte wie das ›Chi‹ der TCM oder das ›Prana‹ des Ayurveda auch der westlichen Ur-Medizin zugrunde lagen [Berner-Hürbin 1997]. Die ›Säfte‹, Grundlage des Verständnisses von Krankheit und Gesundheit bis in die galenische Medizin der frühen Neuzeit hinein, sind nämlich eher als Wandlungsformen einer Lebensenergie denn als materielle Flüssigkeiten zu verstehen. [...] Nachdem bereits im November 1977 in Paris der *First World Energy Medicine Congress* stattgefunden hatte, wurde das Konzept der Energiemedizin erstmals anlässlich einer wissenschaftlichen Tagung deutlich sichtbar, die vom 27. Februar bis zum 1. März 1987 in Madras (Indien) abgehalten wurde [Srinivasan 1988]. Seit 1989 gibt es auch eine internationale Fachgesellschaft für Energiemedizin, die *International Society for the Study of Subtle Energies and Energy Medicine* (»ISSSEEM) in Arvada im US-Bundesstaat Colorado.« (in 56, S. VIf)

unsichtbar, besitzt eine räumlich ausgedehnte Feldstruktur hoher realer Energie und kann Information speichern.« Er hat mit einer Waage gemessen, die eine Messgenauigkeit von 1 µg besitzt und die es erst seit wenigen Jahren gibt. Damit konnte er nachweisen, dass bei einem innen versilberten Glaskolben im Laufe der Zeit das Gewicht gegenüber einem nichtversilberten, gleichzeitig gemessenen, zunimmt! (Beide ohne Innenbeschichtung liefern eine gleichbleibende Null-Linie für die Gewichtsmessung.) In 35 Tagen nimmt das Gewicht des versilberten um 1 mg zu, es findet also eine Materie-Absorption statt! Diese Materie hat keine punktförmige Struktur, sondern eine *pulsierende Feldstruktur* (Wellenlänge 20–30 cm). Das bedeutet, wie Volkamer selbst sagt, eine Verletzung des Energie-Erhaltungssatzes bzw. des Gesetzes der Massekonstanz und ist völlig neu in der Physik.[28] Seiner Ansicht nach wird dabei bioaktive Information gespeichert und reexprimiert![29] Wenn das so ist, ist das ein wichtiges Faktum für die energetische Medizin.

Dass das Gewicht nur im innen versilberten Kolben zunimmt, liegt daran, dass durch die Versilberung eine *Phasengrenze* entsteht. Das ist der entscheidende Punkt für die Bindung der »allgegenwärtigen Feinstofflichkeit«, und deshalb fordert Volkamer, *eine neue Wechselwirkung* einzuführen: »An Phasengrenzen wird etwas absorbiert, das allgegenwärtig ist, mit einer ganz neuen Wechselwirkung, die *formspezifisch* ist. Das Phänomen der Morphologie kommt hier also hinein! Diese Feinstofflichkeit wird nicht nur formspezifisch an der Phasengrenze gebunden, sondern

28 Volkamer weist darauf hin, dass schon Hauschka die Verletzung der Massekonstanz 1934–40 gemessen hat mithilfe keimender Kressesamen. Bei Vollmond gab es positive Abweichungen, bei Neumond negative! Beim Absterben der Samen geht diese gemessene Masse wieder auf null zurück!!! Es ist also offenbar etwas entwichen beim Sterbeprozess.

29 Und diese Feinstofflichkeit verfügt über eine Sinnesphysiologie, denn: Bei großem Stress des Versuchsleiters funktionieren Experimente oft nicht.

hat auch die Fähigkeit, morphologische Eigenschaften zu speichern und sie später zu re-exprimieren.«

Man muss nach Volkamer deshalb auch *eine neue Kategorie von Materie* einführen, und das ist die feinstoffliche! Diese hat keine punktförmige Struktur, sodass man sie anfassen kann, wie es bei den bisher bekannten Elementarteilchen der Fall ist,[30] sondern eben eine *pulsierende Feldstruktur*, und sie scheint mit Überlichtgeschwindigkeit zu arbeiten. Diese reale Feinstofflichkeit ersetzt nach Volkamer die »virtuellen Vakuum-Zustände«.

Ob das der Fall ist, wird sich zeigen. Entscheidend ist aber der nicht wegzudiskutierende Nachweis der Entstehung von Materie an (neu gebildeten!) Phasengrenzen! (71, S. 22) Vielleicht – das ist jetzt meine Spekulation – sind es die Polaritätsunterschiede an der Phasengrenze bzw. der Phasenübergang dort, wodurch die Raum-Zeit-Dimension eröffnet wird. Das heißt, die Grenzflächen würden die Polarität »liefern« und so ein Feld erzeugen bzw. ein Feld zwischen den Polen aufspannen. Durch das Aufspannen dieses Feldes wird die – bis dahin neutrale – Nullpunkt-Energie in Form gebracht, bzw. es entsteht ein Raum in der Dreidimensionalität, in den hinein sich etwas *entfalten* kann! (Der Begriff des Phasenübergangs ist eine weitere Möglichkeit, die Unterschiede zwischen verschiedenen Dimensionen klarzumachen. Auch beim Wasser als fest, flüssig und gasförmig spricht man ja von verschiedenen *Phasen*.)

Nach Volkamer hat alles einen 12-dimensionalen Hintergrund

30 Volkamer verweist hier auf das Minkowski-Diagramm, in dem es zwei Bereiche gibt: einen zeitartigen mit punktförmigen Teilchen (das, was die Physik heute kennt) und daneben einen anderen Bereich, wo alles mit Überlichtgeschwindigkeit funktioniert und wo raumartige Strukturen existieren. Bisher ist man in der Physik davon ausgegangen, dass da nichts ist. In diesem anderen Bereich scheint aber diese andere Form von Materie angesiedelt zu sein.

(er verweist hier auf Burkhard Heim). Er führt die »Äther-Ebene« ein und erweitert damit das bisherige Weltbild:

1. Vakuum-Grundzustand (Ebene 1, »Nichtäther«)
   ↓
2. reale Feinstofflichkeit (»Äther«)
   ↓
3. reale Raum-Zeit (Materie, 4 Kräfte)
   ↓
4. Schwarze Löcher, Planck-Skala

Die Physiker machten 2008 eine revolutionäre Entdeckung, die »Dunkle Materie« und »Dunkle Energie«. Das seitdem in der Physik allgemein anerkannte »Standardmodell der Kosmologie« gibt folgende Zusammensetzung des Universums nach Massenanteil an: Etwa 73 Prozent Dunkle Energie, 23 Prozent Dunkle Materie, rund 4 Prozent »gewöhnliche Materie« (z.B. Atome) und 0,3 Prozent Neutrinos. Die Physik hat sich bisher vorrangig mit den 4 Prozent sichtbarer Materie beschäftigt und die 96 Prozent Dunkle Materie und Dunkle Energie vernachlässigt. Letztere sind für Volkamer aber ganz entscheidend, auch wenn es um Gesundheit geht. Seinen Messungen zufolge existiert auch feinstoffliche Materie mit *negativer* Masse. Zwischen der feinstofflichen und der grobstofflichen Materie gibt es gravitative und schwache elektromagnetische Wechselwirkungen. (71, S. 29f)[31]

---

31 Zur Veranschaulichung: Die feinstoffliche Masseform ist »mindestens um den Faktor 10^{-6}, also eine millionenmal weniger dicht als Wasser und immer noch tausendmal weniger dicht als die uns umgebende Luft. Und der Dichteunterschied zwischen herkömmlichen Elementarteilchen und den elementaren Quanten der neuen Materieform liegt bei etwa $10^{13}/10^{-3} = 10^{16}$. […] Während die bekannten Elementarteilchen eine punktförmige Struktur mit hoher Dichte tragen, bilden die Quanten feinstofflicher Materie räumlich weit ausgedehnte Feldstrukturen sehr geringer Dichte.« (71, S. 31)

Ich habe die beiden Vorträge live erlebt und kann nur wärmstens empfehlen, sie sich auf DVD anzusehen (s. Literaturverzeichnis 72 und 73). Volkamer erklärt noch mehr interessante Phänomene, die wirklich neu für die Wissenschaft sind. Er selbst sagt, dass seine Erkenntnisse zu einer Neuformulierung der Raum-Zeit-Geometrie führen, und zwar auf der Basis eines real existierenden »relativistischen Äthers«, wie ihn 1920 Albert Einstein theoretisch gefordert hat. (71, S. 7f) Er stellt in seinem Buch tabellarisch die überlieferten Aussagen über eine existierende »unsichtbare Ebene von Feinstofflichkeit« seit dem vedischen Zeitalter (vor 1500 v. Chr.) zusammen, in der zum Beispiel Aristoteles' »Entelechie« als formgebende Lebenskraft genannt ist. (71, S. 14)

Volkamer schlägt ein sehr detailliertes »Schema zum Weltaufbau« vor, in dem die verschiedenen Felder einschließlich der neuen feinstofflichen Materie dargestellt sind. (71, S. 113)

In **König**s Modell der Urwort-Theorie wird eine mögliche Erklärung für die quantisierte Massezunahme in Volkamers Experimenten geliefert sowie auch für die Dunkle Materie. (35, S. 121f)

Wie soll man nun »energetisch« definieren? Es scheint mit diesem Begriff der Bereich gemeint zu sein, der den Übergang zwischen dem uns fest Erscheinenden (Materie, »Substanz«) und dem Feinstofflichen bis hin zum Geistigen bildet. Was genau aber ist *Substanz?* »Substare« heißt wörtlich »darunter stehen«, meint also so etwas wie »Grundlage«. Immer mehr Physiker sind der Ansicht, dass der Geist die Grundlage oder »Ur-Substanz« von allem ist! (Auf jeden Fall ist – darüber besteht weitgehend Einigkeit – »der Unterbau unseres Universums ein wogendes Meer von Energie«, s. o. McTaggart). »Grundlage« ist dann nichts zu »fester Materie« Verdichtetes! Wir benutzen das Wort »energetisch« also, um einen scheinbaren Überschneidungsbereich zu benennen. »Scheinbar«, weil es sich wie bei der Übergangsphase von Eis zu Wasser oder flüssigem Wasser zu Wasserdampf verhält: Uns erscheinen die verschiedenen Aggregatzustände von ein und demselben »Stoff« (H_2O) als unterschiedliche Dinge, was sie aber nicht sind, auch wenn sie an ganz bestimmten Temperaturpunkten plötzlich von der einen in die andere Form umschlagen.

Wenn flüssiges Wasser zu festem wird, also zu Eis, wechselwirkt es nicht mit einer anderen chemischen Substanz, sondern reagiert auf den (physikalischen) Umstand der niedrigen Temperatur. Es wird mit nichts anderem kombiniert, sondern verändert sich in seiner Struktur, was ihm völlig neue Eigenschaften verleiht und es scheinbar zu etwas anderem macht. Chemisch ist es nach wie vor H_2O; d.h. die Chemie hätte hier keine andere Analyse ergeben. *Es ist das Schwingungsverhalten, das sich geändert hat* – und das offenbar mit tiefgreifenden Folgen für sein Verhalten! Wasserdampf kann man im Gegensatz zu Eis und flüssigem Wasser nur sehen, wenn er sehr dicht ist. Normalerweise nehmen wir die Luftfeuchtigkeit nicht wahr.

Das Wort »feinstofflich« versucht offenbar, einen Bereich auszudrücken, der von unseren Sinnen üblicherweise nicht wahrnehmbar ist. Und in diesem Bereich ist das Bewusstsein entscheidend für das, was passiert. Subatomare Teilchen sind keine »Materiekörnchen«, »sondern Wahrscheinlichkeitsstrukturen, Zusammenhänge in einem unteilbaren kosmischen Gewebe, das den menschlichen Beobachter und sein Bewusstsein einbezieht«. (25, S. 97)

Wir reden also von Körper, Seele und Geist als *verschiedenen Ausdrucksformen von Energie bzw. Bewusstsein, die sich in unterschiedlichem Schwingungsverhalten äußern!* Man kann das eine grobstofflich, das andere feinstofflich nennen. Dazwischen gibt es keine prinzipielle Trennung. Alle diese Ebenen sind relevant für Gesundheit.

Aus der Perspektive der Feldphysik gibt es gar keine »grobstoffliche Materie«, sondern eben nur Felder. Insofern ist, genau betrachtet, letztlich *alles* feinstofflich!

Feld

Die Physik ist schon seit dem 19. Jahrhundert eine Feldphysik. »Feld« wird im Wörterbuch der Physik (74) definiert als »Verallgemeinerung des um 1840 von dem englischen Physiker und Chemiker Michael Faraday eingeführten Begriffes *Kraftfeld*. Man kann ein Feld im weitesten Sinne als eine Eigenschaft des Raumes definieren oder präziser als die Gesamtheit der Werte, die eine Eigenschaft (meist eine physikalische oder mathematische Größe) an den Punkten eines Bereiches im Raum annimmt.«

Laut Wikipedia wird der Begriff **Feldtheorie** inzwischen zusammenfassend sowohl für die klassische Feldtheorie als auch die Quantenfeldtheorie benutzt. »Feldtheorien sind ein mathematischer Unterbau zur Beschreibung all jener physikalischen Effekte, die durch Kräfte bzw. Wechselwirkungen hervorgerufen werden. Sie sind ein zentraler Bestandteil der theoretischen Physik. Man unterscheidet zwischen so genannten Skalarfeldern (s. u.) und Vektorfeldern. Beispiele für Vektorfelder sind das elektrische Feld oder das Geschwindigkeitsfeld einer Strömung.[32] Klassische Feld-

32 In der allgemeinen Relativitätstheorie spielen auch Tensorfelder eine Rolle, und in der Quantenfeldtheorie treten Spinorfelder auf. Es gibt auch Vektor- bzw.

theorien vernachlässigen die Effekte der Quantenmechanik. Die bekannteste klassische Feldtheorie ist die Elektrodynamik. Auch die Gravitation im Rahmen der allgemeinen Relativitätstheorie ist eine klassische Feldtheorie. Kräfte wirken hierbei kontinuierlich. Elektromagnetische Wellen können sich nämlich nur dann ausbreiten, wenn das Feld selbst über eine Energie verfügt. Man unterscheidet zudem zwischen relativistischen und nichtrelativistischen Feldtheorien.«

Lynne McTaggart beschreibt die Geschichte der Feldtheorie so: »Gegen die Einwände seiner Zeitgenossen, die an einen leeren Raum glaubten, war **Aristoteles** einer der Ersten, die behaupteten, der Raum sei in Wirklichkeit nicht leer, sondern ein ›Plenum‹ (eine mit Dingen angefüllte Substruktur im Hintergrund). Dann führte Mitte des 19. Jahrhunderts der Wissenschaftler **Michael Faraday** die Vorstellung eines elektromagnetischen Feldes ein, wobei er davon ausging, der wichtigste Aspekt der Energie sei nicht ihre Quelle, sondern der umgebende Raum und der Einfluss des einen auf das andere durch eine bestimmte Kraft. Er betrachtete Atome nicht als harte kleine Billardkugeln, sondern als das am stärksten konzentrierte Zentrum der Kraft, die sich in den Raum hinaus erstreckte.

Ein Feld ist eine Matrix oder ein Medium, das zwei oder mehr Punkte im Raum miteinander verbindet, gewöhnlich durch eine Kraft wie die Schwerkraft oder den Elektromagnetismus. Die Kraft wird in der Regel durch Wellen innerhalb des Feldes repräsentiert. Ein elektromagnetisches Feld, um dieses Beispiel zu benutzen, besteht schlicht aus einem elektrischen und einem magnetischen Feld, die sich überschneiden und Energiewellen mit

---

Kraftfelder, die mit einem Skalarfeld verbunden sind, indem seine Feldvektoren Ableitungen des Skalars darstellen. So sind in einem Gravitationsfeld die 3 Komponenten der Anziehung die Gradienten des Schwerepotentials. (Wikipedia)

Lichtgeschwindigkeit aussenden. Ein elektrisches und ein magnetisches Feld bilden sich um eine beliebige elektrische Ladung herum (die ganz einfach durch einen Überschuss oder durch einen Mangel an Elektronen entsteht). Sowohl elektrische als auch magnetische Felder haben zwei Pole (negativ und positiv), und beide ziehen jedes andere geladene Objekt an oder stoßen es ab, je nachdem, ob die Ladungen entgegengesetzt […] oder gleichartig sind. Als Feld bezeichnet man den Raum, in dem man diese Ladungen und ihre Wirkungen ermitteln kann.

Der Begriff des elektromagnetischen Feldes ist einfach eine von Wissenschaftlern erfundene, bequeme Abstraktion (dargestellt als ›Kraftlinien‹, die eine bestimmte Richtung und Form anzeigen), der Versuch einer sinnvollen Erklärung für die auf den ersten Blick verblüffenden Wirkungen von Elektrizität und Magnetismus, ihre Fernwirkung auf Gegenstände – die technisch ins Unendliche reicht –, ohne dass es eine erkennbare Substanz oder Materie gibt, die dafür verantwortlich wäre. Einfach ausgedrückt: Ein Feld ist ein Einflussbereich.« (45, S. 46f)

So weit die allgemeine Beschreibung. Wichtig für unseren Zusammenhang ist, dass die Physiker bei dem Versuch, die Atomtheorie zu belegen, indem sie die Materie immer weiter »zerlegten«, nicht bei Atomen, also einem letzten Unteilbaren, angekommen sind, sondern bei Energie-Feldern. **Lipton** beschreibt es so: »Die Quantenphysiker entdeckten, dass physische Atome aus Energie-Wirbeln bestehen, die sich ständig drehen und schwingen. Jedes Atom ähnelt einem taumelnden Kreisel, der Energie ausstrahlt. Da jedes Atom sein eigenes, spezifisches Energiemuster hat, seine ›Schwingung‹ sozusagen, besitzen auch Zusammenschlüsse von Atomen (Moleküle) ihr eigenes, identifizierbares Energiemuster. So hinterlässt jede materielle Struktur im Universum, auch Sie und ich, ihre eigene, einzigartige Energiesignatur.« (41, S. 98)

Das gilt natürlich auch für jede körperliche Struktur, also jedes Organ, jeden Zahn, jeden Wirbel usw.; sie alle haben ihre spezifische energetische Signatur, ihr spezifisches Schwingungsmuster. Und genau das ist der entscheidende Punkt dafür, dass alle über Frequenzen wirkenden Verfahren so wirkungsvoll sein können: *Sie können nicht nur über Frequenzanalyse sehr genau herausfinden, welche Struktur gestört ist, sondern mit applizierten Frequenzen über den Resonanzeffekt auch sehr spezifisch mit der betroffenen Struktur interagieren und dieser in ihre gesunde Schwingung zurückhelfen.*

Felder sind ein kontinuierliches Medium, das sich dazu eignet, andere Felder zu beeinflussen, wenn sie sich überlappen. Ob sie es tun, hängt von ihren Frequenzen ab; im Körper gehen sie bei genügend hoher Übereinstimmung in *Resonanz*, treten also in Wechselwirkung. Sie bilden gemeinsame Schwingungsknoten, die über die Frequenzwellen miteinander in Verbindung stehen, *und so kann Materie beeinflusst werden.*

Aus der Sicht der Quantenwelt »kommen Quantenfelder nicht durch Kräfte, sondern durch den Austausch von Energie zustande, die permanent in einem dynamischen Muster neu verteilt wird. Dieser konstante Austausch ist eine innere Eigenschaft von Partikeln, so dass sogar ›reale‹ Partikel nichts weiter sind als ein kleiner Energieknoten, der kurz auftaucht und dann wieder in das darunter liegende Feld verschwindet. Gemäß der Quantenfeldtheorie ist die individuelle Einheit vorübergehend und ohne Substanz. Teilchen können nicht vom leeren Raum, der sie umgibt, getrennt werden. **Einstein** selbst erkannte, dass Materie als solche ›von extremer Intensität‹ war – gewissermaßen eine Störung der perfekten Wahllosigkeit – und dass die einzige fundamentale Wirklichkeit die darunter liegende Einheit war – das Feld selbst.« (45, S. 48) **Capra** formuliert es so, dass das Quantenfeld als fundamentale Einheit gesehen wird, »die in kontinuierlicher Form, also als Feld, und in diskontinuierlicher Form, also als Teilchen, existieren kann, wobei verschiedene Arten von Teilchen mit verschiedenen Feldern in Verbindung gebracht werden. Diese Theorien haben die Vorstellung von Teilchen als fundamentalen Objekten durch die subtilere Vorstellung von Quantenfeldern ersetzt.« (14, S. 314) »Teilchen sind lediglich eine örtliche Verdichtung des Feldes, eine Konzentration von Energie, die kommt und geht und dabei ihren individuellen Charakter verliert und sich im zugrunde liegenden Feld auflöst.« (14, S. 209)

Wenn das so ist, taucht die Frage auf, wie es dann überhaupt so etwas wie makroskopisch formkonstante Objekte geben kann? Das konnten **Boyer** und **Puthoff** mit Bezug auf das Nullpunkt-Feld erklären. Puthoff hat gezeigt, »dass der stabile Zustand der Materie überhaupt nur existieren kann, wenn es eine dynamische Wechselwirkung zwischen den subatomaren Partikeln und dem Nullpunkt-Energiefeld gibt, das diese Partikel hervorbringt.[33] In der Quantentheorie hatten die Physiker ständig ein Problem mit der Frage gehabt, warum Atome stabil sind.« Hier kommt jetzt in McTaggarts Text ein interessanter Diskurs zu Bohrs Erklärungsversuch, der für die Physiker wenig befriedigend war. Die Quintessenz ist: »Man kann mathematisch zeigen, dass die Elektronen in einem dynamischen Gleichgewicht, das genau auf die jeweilige Kreisbahn abgestimmt ist, ständig Energie an das Nullpunkt-Feld abgeben und Energie aus ihm beziehen. Die Elektronen bekommen so viel Energie, wie sie brauchen, um mit unverminderter

33 H. Puthoff: »Ground state of hydrogen as a zero-point-fluctuation-determined state«, Physikal Review D; 1987, 35.

Geschwindigkeit auf ihrer Bahn zu bleiben, weil sie immer wieder aus den Fluktuationen des leeren Raumes ›nachtanken‹ können.« (45, S. 50f)

Das ist, wie ich finde, mehr als spannend! Alle Materie beruht also auf ständigem Austausch von Energie mit dem Nullpunkt-Feld. Man versuche einmal, sich das vorzustellen! Dahinter steckt, wenn es stimmt, eine ungeheure Dynamik! Es liegt der Gedanke nahe, dass es so etwas geben muss wie eine Schablone, die der »Materie« immer wieder sagt, in welcher *Form* sie zu bleiben hat oder in welche hinein sie wachsen soll. Im medizinischen Zusammenhang ist dies hochbrisant, denn wenn hier wirklich das Bewusstsein eingreifen kann, wie viele Wissenschaftler inzwischen behaupten, wäre das eine Erklärung für Heilungen, die mit den herkömmlichen Ansätzen nicht fassbar sind.

Bestätigt wird das durch die Experimente von **Burr**, der »entdeckte, dass Salamander von einem Energiefeld umgeben waren, das der Form eines erwachsenen Salamanders entsprach, und dass diese Blaupause sogar in einem unbefruchteten Ei existierte. Burr entdeckte auch, dass alle möglichen Organismen, von Schimmelpilzen über Salamander und Frösche bis zu Menschen von elektrischen Feldern umgeben waren. […] Bei seinen Experimenten mit Pflanzensamen entdeckte er […] elektrische Felder, deren Formen den ausgewachsenen Pflanzen ähnlich waren.« (45, S. 85)

Noch erstaunlicher sind die Experimente von **Guido Ebner** und **Heinz Schürch** mit Keimlingen und Fischeiern. Sie haben Ergebnisse erbracht, die niemand für möglich gehalten hätte. In seinem Buch *Der Urzeit-Code* beschreibt Bürgin ausführlich, welche Ergebnisse der Einfluss von bestimmten elektrostatischen Feldern auf Wachstum und Ausprägung der jeweiligen Art gehabt haben. Es konnten Formen erzeugt werden, die seit Jahrtausenden ausgestorbene Vorfahren der Organismen hatten, wie man aus fossilen Funden rekonstruieren kann. Die Forschungen lassen keinen Zweifel daran, dass es die Felder sind, die die Ordnung in die Natur bringen. Wohlgemerkt: Es handelt sich nicht um Genexperimente, denn an den Genen ist nichts verändert worden! Es geht um den reinen Einfluss von Feldern auf die Wachstumsgeschwindigkeit und die entstehenden Formen. (13)

In diesem Buch wird immer wieder auf die von **Sheldrake** in die wissenschaftliche Diskussion gebrachten morphogenetischen Felder Bezug genommen. Sheldrake schreibt in seinem Grundlagenwerk *Das schöpferische Universum* zu dieser Theorie: »Die Hypothese, die mit diesem Buch aufgestellt wird, beruht auf der Vorstellung, dass morphogenetische Felder in der Tat physikalische Aspekte haben. Sie besagt weiter, dass spezifische morphogenetische Felder für die charakteristische Form und Organisation von Systemen auf allen Ebenen unterschiedlicher Komplexität zuständig sind, und dies nicht allein im biologischen Bereich, sondern auch in den Bereichen der Chemie und Physik. Diese Felder ordnen die Systeme, mit denen sie verbunden sind, indem sie auf Ereignisse einwirken, die, energetisch gesehen, als indeterminiert oder wahrscheinlichkeitsbedingt erscheinen; sie legen den potentiell möglichen Ergebnissen physikalischer Prozesse bestimmte ›Beschränkungsmuster‹ auf.

Wenn morphogenetische Felder für die Organisation und die Form materieller Systeme verantwortlich sind, müssen sie selbst charakteristische Strukturen aufweisen. Woher also kommen diese Feldstrukturen? [...] Die morphogenetischen Felder aller vergangenen Systeme werden für jedes folgende System *gegenwärtig*, die Strukturen vergangener Systeme wirken auf folgende ähnliche Systeme durch einen sich verstärkenden Einfluss, der über Raum *und* Zeit hinaus wirksam ist.« Nach Sheldrake ist das morphogenetische Feld nicht elektromagnetischer Natur. (61, S. 16)

Es heißt also offenbar nicht umsonst In-*form*-ation (etwas in Gestalt bringen)! Beim energetischen Testen mit der Einhandrute kann ich auch immer wieder feststellen, dass entnommene Organe, gezogene Zähne oder Ähnliches genauso verschiedene Werte haben können wie die materiell ausgeformten, also sichtbar vorhandenen Teile selbst. Sie sind energetisch da und können auch in dieser Form von der harmonischen Ordnung abweichen. Das heißt, die Form bzw. Information für sie ist vorhanden. Die Testbarkeit ist ein weiterer Beleg dafür, dass die Form unabhängig von der Materie da ist. Wenn die energetische Form hoch testet, also aus der Ordnung schwingt, dann wirken offenbar dort schon disharmonische geistige Muster. Und man kann genau diese Abweichung der Form energetisch testen, *bevor* die materielle Struktur erkennbare Veränderungen aufweist!

Das gilt nicht für die eben genannte Blaupause. **Stelzl** spricht von einer »vollkommenen ätherischen Blaupause des physischen Körpers«, die »den positiven harmonischen Urzustand« bis hinab zu jedem Atom abbildet. Bei Krankheit weicht der reale Körper aufgrund negativer Informationen von dieser fehlerfreien Vorlage ab, was zum Beispiel durch Symbole bzw. geometrische Zeichen und Farben (»harmonische Information«) wieder korrigiert werden kann. (63, S. 15) Er sagt: »Die ausströmende Nullpunktenergie der Urquelle ist allgegenwärtig, allmächtig, allumfassend, quantitativ unendlich, absolut objektiv, wertfrei, selbstlos, unpolarisiert, bedingungs- und grenzenlos. Sie ist reine Göttliche Liebe und vollkommene Intelligenz. Jegliche Existenz im Kosmos der Schöpfung ist hier als Information und Ausdruck angelegt, harmonisch und perfekt, damit auch zugänglich und jederzeit als Aussage abrufbar. Die Nullpotentiale der kleinsten stofflich-materiellen Struktur, die Neutronen, Neutrinos und Quarks in den Atomkernen spiegeln dieses Göttliche Nullpotential wider. Das gilt auch für jede einzelne Zelle des menschlichen Körpers. Sie ist von allem Anfang an vom Göttlichen Schöpfer vollkommen und harmonisch angelegt und mit ihm in jedem Augenblick und über alle Zeiten hinweg, quasi als perfekte ›Blaupause‹, verbunden. Disharmonien und Störungen entstehen« nach Stelzl durch »negatives Denken und Handeln«, und Krankheit ist die Folge davon, (63, S. 18) weil dann die Verbindung zur kosmischen Ordnung fehlt. (63, S. 22) Für ihn sind dabei die Gedankenimpulse entscheidend, mit denen der Mensch als mit freiem Willen ausgestattet diese ursprüngliche Ordnung stören kann. Ursachen dafür sind wiederum negative Erlebnisse und Gefühle bis hin zu Traumata. (66, S. 26) Ein »ätherisches Double« der Göttlichen Blaupause liegt nach Stelzl im Ätherkörper der Aura. (66, S. 117f)

Nach **Roy Martina**, selbst Arzt, befindet sich die holographische Blaupause in der Ebene der Antimaterie, wo alle Systeme des Körpers miteinander vereint sind. (43, S. 322) Das kommt den Aussagen über das Nullpunkt-Feld recht nahe.

Laszlo berichtet, dass Wissenschaftler vom A. S.-Popow-Bioinformations-Institut in der früheren Sowjetunion gemessen haben, »dass die Wellenlänge des menschlichen bioenergetischen Feldes im Bereich von 300 bis 2000 Nanometern liegt. Sie behaupten, dass die von Naturheilern ausgehende Heilwirkung von diesem Feld vermittelt wird, indem das Feld des Heilers mit dem Feld des Patienten in Interaktion tritt. Forscher von der Universität in Lantsu und am Nuclear Institute in Shanghai, die ebenfalls den energetischen Aspekt des menschlichen Biofeldes untersucht haben, fanden heraus, dass die Stärke dieses Feldes mit der Stärke der geistigen Kraft des jeweiligen Individuums variiert. Qigong-Meister wiesen zum Beispiel ein höheres Maß an Bioenergie auf als die meisten anderen Probanden.« (39, S. 224)

Zurück zu den verschiedenen Ebenen von Schwingung: In McTaggarts Buch werden die Schwingungen von Quarks und Elektronen durch ihre Wechselwirkung mit dem Nullpunkt-Feld erklärt. Neben dem ursprünglichen Nullpunkt-Feld existiert ein weiteres Meer sekundärer Felder, u. a. die elektromagnetischen Felder, die – so lehrt es die Elektrodynamik – fluktuierende geladene Teilchen ausstrahlen. Sie »sind die Ursache der Anziehungskraft zwischen zwei Partikeln, und das, so glaubte Sacharow, hatte etwas mit der Schwerkraft zu tun«.[34] (45, S. 56) **Haisch**, **Rueda** und **Puthoff** »gehen davon aus, dass sowohl die Trägheit als auch die Gravitation elektromagnetische Phänomene sind, die aus der Wechselwirkung mit dem (Nullpunkt-)Feld resultieren«. (45, S. 65)

Es gibt demnach:

- die Schwingungsebene des Nullpunkt-Feldes[35] und
- die Schwingungsebene der »sekundären Felder«, zum Beispiel elektromagnetische. Sie strahlen fluktuierende geladene Teilchen aus, zum Beispiel Quarks und Elektronen.[36]

Der Ausdruck »Ebenen« legt nahe, dass hier etwas geschichtet ist. Aber: Vorsicht mit unserem dreidimensionalen Vorstellungsvermögen! Das ist in den höheren Dimensionen offenbar nicht mehr gültig. So sagen denn auch **Massey** und **Fraser**, das Nullpunkt-Feld sei »ein unterliegendes Meer aus Energie, das alle Existenz durchdringt«. (44, S. 28) Sie berufen sich auf **Michael Talbot**, dem zufolge auf der Subquantenebene keine Orte mehr existie-

34 McTaggart verweist hier auf den Artikel von B. Haisch, A. Rueda und H.E. Puthoff »Beyond $E = mc^2$: A first glimpse of a universe without mass«, The Sciences, November/December 1994: 26–31

35 S. o.: nach Turtur beinhalten Vakuumpolarisationsereignisse virtuelle Elektronen und Positronen

36 S. o.: »Ein elektrisches und ein magnetisches Feld bilden sich um eine beliebige elektrische Ladung herum, die ganz einfach durch einen Überschuss oder durch einen Mangel an Elektronen entsteht.«

ren, sondern alle Punkte im Raum zu allen anderen gleichwertig sind. (44, S. 33)

Auf jeden Fall ist danach »das Nullpunkt-Feld die Quelle aller Felder, aller grundlegenden Energiezustände und aller virtuellen Partikel – ein Feld der Felder«. (45, S. 48) Puthoff hat berechnet, »dass die Fluktuationen der Wellen des Nullpunkt-Feldes die Bewegungen von subatomaren Partikeln antreiben und dass alle Bewegungen aller Partikel des Universums ihrerseits das Nullpunkt-Feld erzeugen«. McTaggart bezeichnet es als eine »Art sich selbst generierender Rückkopplungsschleife«. Puthoff selbst nennt es einen »sich selbst regenerierenden energetischen Urzustand des Universums«.[37] Er bleibt solange »unverändert, bis er auf irgendeine Weise gestört wird«. (45, S. 51f) Da stellt sich wieder die Frage, ob so eine »Störung« eine Absichtsänderung des Bewusstseins sein könnte. Dazu gleich mehr.

Festzuhalten ist: Es gibt Wellen im Nullpunkt-Feld! Und sie entsprechen nach McTaggart einer klassischen Sinuskurve. Das findet man besonders interessant, wenn man sich mit den von Erich Körbler entdeckten Strichmustern beschäftigt, mit denen man etwas, das »aus der Ordnung schwingt«, wieder »in die Ordnung« bringen kann. Aber das ist ein anderes Thema. McTaggart geht an dieser Stelle genauer auf Synchronisation sowie konstruktive und destruktive Interferenz ein, womit sie erklärt, warum *Wellen* »Informationen verschlüsseln und übertragen« können.

Das ist natürlich spannend für alles, was sich Schwingungsmedizin nennt! Man erinnere sich an das Kapitel über Holographie: »Wenn zwei Wellen zusammengetroffen sind, enthält jede von ihnen zusätzlich zu allen anderen Informationen auch Angaben in Form einer energetischen Kodierung über die jeweils

37 H. Puthoff: »The energetic vacuum: implications for energy research«, Speditations in Science and Technology, 1990; 13: 247–57

andere Welle. Interferenzmuster verfügen über einen ständig wachsenden Informationsgehalt, und Wellen haben eine unbegrenzte Speicherkapazität.« (45, S. 53)

Das ist eine ungeheuer weitreichende Behauptung! »Wellen können unvorstellbare Datenmengen speichern – weit mehr als die 280 Trillionen (280 000 000 000 000 000 000) Informationsbits, aus denen vermutlich [Schätzung Talbots] das menschliche Gehirn besteht.« **Pribram** behauptet, »dass bei einer Speicherung in holographischen Wellen-Interferenzmustern die gesamte Bibliothek des amerikanischen Kongresshauses, die praktisch jedes Buch enthält, das je in Englisch publiziert wurde, in einen großen Zuckerwürfel passen würde«. (45, S. 134f) Nach **Warnke** schätzt man, dass »ein handlicher Würfel eines Hologramms alle Speicherungen aller Computer dieser Welt speichern kann«. (77)

Die Information steckt also in dem Muster, das sich durch die Überlagerung verschiedener Wellen ergibt. Es ist schwierig, sich vorzustellen, dass die Speicherkapazität unbegrenzt ist. Es geht aber noch weiter: »Wenn alle subatomare Materie in der Welt ständig mit diesem sie umgebenden *Feld der Urenergie* in Wechselwirkung steht, dann enthalten die Wellen des Nullpunkt-Feldes stets umfassende Informationen über die Form von allem, was existiert. Als Verkünder oder Träger aller Wellenlängen und Frequenzen ist das Nullpunkt-Feld eine Art zeitloser Schatten des Universums, ein Spiegelbild oder ›Fingerabdruck‹ von allem, was je existiert hat. In gewisser Weise ist das Vakuum der Anfang und das Ende von allem im Universum.« (45, S. 53)

Damit wird die häufig zu lesende Behauptung erklärbar, dass das Bewusstsein eigentlich immer Zugriff auf alle Informationen hat und sie nur abzurufen braucht. *»Nur«!* Die meisten Menschen der westlichen Welt können das kaum glauben und üben es dementsprechend auch nicht. In anderen Kulturen ist dieser Gedanke viel vertrauter, und es sind Dinge möglich, die wir oft für Hokuspokus halten. **Puthoff** nimmt in einem Artikel ausdrücklich auf das Metaphysische Bezug.[38] Noch mal: »Metaphysisch« müsste man eigentlich grundsätzlich in Anführungszeichen setzen, weil diese Dinge inzwischen vielleicht als »jenseits der zu Materie verdichteten Energie« zu bezeichnen sind, aber nicht mehr als jenseits von dem, was die Physik untersucht.

Nach **Bruce Lipton** (23) interferieren alle Wellen und bilden zusammen das Feld. (Hier ist offenbar das gemeint, was auf der Schwingungsebene der sekundären Felder passiert.) Dieses Feld formt die Materie, so wie Eisenspäne, die über einem Magneten ausgeschüttet werden, ein Muster ergeben – das heißt, das Unsichtbare formt das Sichtbare! Wenn man Materie verstehen will, muss man deshalb nach Lipton Felder verstehen. Wenn man sie nicht miteinbezieht, versteht man auch das Wesen von Krankheit nicht. Eine Person kann auch auf eine andere heilend wirken, weil sie ein Feld ist, das heißt, dass das Feld des Behandlers auf das des Behandelten einwirkt.

Das vereinheitlichte Feld ist das Reich der Informationen, aus dem diese abgerufen werden können.

Nach **Volkamer** (72) gibt es ein aktives Biofeld (s. o.), und dieses Biofeld bestimmt die Morphologie, nicht umgekehrt! In diesem Biofeld stecken das gesamte Bewusstsein und auch die Information des Gedächtnisses. Dabei kann man seinen Experimenten zufolge diese Bewusstseinsfelder quantifizieren!

Auch **Viehweger** spricht vom »Biofeld«, das für ihn der »Genotyp« ist, weil es das »grundlegende Informationsfeld« hinter dem physischen Körper ist. »Das Feld mit seiner Struktur im

38 H. Puthoff, »On the relationship of quantum energy research to the role of metaphysical processes in the physical world«, www.meta-list.org

Vakuum enthält den gesamten Plan zum Aufbau und zur korrekten Funktion des physischen Körpers. Die Atome, aus denen der Körper besteht, ordnen sich nach diesem Plan zur richtigen Zeit am richtigen Ort.« (70, S. 144)

John Hagelin, Quantenphysiker, Bewusstseinsforscher für Friedenstechnologien und bekannt aus »Bleep«, hat nachgewiesen, dass sich mit Bewusstseinstechniken auf der Basis des Einheitlichen Feldes die Raten von Kriminalität, Gewalt, Terrorismus und Krieg abschwächen lassen. Es gibt zahlreiche Forschungsergebnisse, die belegen, dass Gruppenmeditationen weitreichende Effekte haben, die umso größer sind, je mehr Menschen sich daran beteiligen. Für Hagelin ist das Einheitliche Feld (der Veda) reines Bewusstsein, reine Intelligenz, reine Kreativität. Er sagt, dass der höchste menschliche Bewusstseinszustand – das Einheitsbewusstsein – identisch mit dem Einheitlichen Feld ist oder, anders formuliert: Im Einheitsbewusstsein erfährt der Mensch alle Anregungszustände des Einheitlichen Feldes als Ausdruck seines innersten Selbst.[39]

39 Hagelin, J.S., et al.: »Effects of group practice of the Transcendental Meditation Program on preventing violent crime in Washington D.C.: results of the National Demonstration Project, June/July, 1993«, Social Indicators Research, 1994

Skalarfelder

Jetzt wird es ziemlich abstrakt, aber es erweitert noch einmal die Vorstellung davon, was möglich ist:

Bei der Definition des Begriffes »Feld« ist bereits der Begriff »Skalarfeld« gefallen. Ein Skalar ist laut Physiklexikon eine Größe, die für jeden Raumpunkt durch nur *eine* Zahl angegeben werden kann wie zum Beispiel die Masse, die Zeit, die Temperatur oder der Luftdruck. Ist innerhalb eines Raumgebietes jedem Raumpunkt ein Skalar zugeordnet wie zum Beispiel die Temperatur in einem Metallklotz, spricht man von einem skalaren Feld. Viele physikalische Größen sind nicht durch einen Skalar darstellbar, weil sie nicht nur eine Größe, sondern auch eine Richtung haben, wie zum Beispiel Kräfte. Sie werden durch *Vektoren* beschrieben.

Inzwischen gibt es zahlreiche Experimente zu Skalar*wellen*. Sie haben unter anderem gezeigt, dass diese in der Lage sind, Heilinformationen wirkungsvoll auf Zellen zu übertragen. »Sie lassen sich mathematisch aus einer Erweiterung der Maxwell-Gleichungen ableiten und sind zudem Bestandteil der bekannten Wellengleichung.« Als Erster konstruierte **Tesla** eine Vorrichtung zur technischen Erzeugung von Skalarwellen. (22, S. 40ff) Skalarwellen können sich mit verschiedenen Geschwindigkeiten und auch bei Frequenzen unter 100 kHz ausbreiten. Deshalb können sie in Resonanz auch mit einem Empfänger in weiter Entfernung gehen.

Für **Oschman** ist ein ganz wesentlicher Punkt, dass bei destruktiver Interferenz, das heißt dem gegenseitigen Auslöschen von Wellen der klassischen Felder, »immer noch elektrostatische Skalar- und magnetische Vektorpotentiale übrigbleiben«, was bedeutet, »dass die in den Originalwellen enthaltene Energie und Information durch Interferenz nicht zerstört werden!«. Auch werden skalare Wellen nicht durch Faraday-Käfige oder andere Abschirmungen blockiert, die für elektromagnetische Wellen undurchlässig sind. Oschman vermutet, dass sie von lebenden Systemen ausgesandt werden und im Heilungsprozess eine wichtige Rolle spielen. (56, S. 187)

Für die Informationsübertragung ist auch entscheidend, dass sich skalare Potentiale augenblicklich überall ausbreiten, *ohne mit wachsender Entfernung schwächer zu werden.* Oschman glaubt, dass alle Organe, alle Muskeln mit ihren bioelektrischen und biomagnetischen Feldern sowie Heilerhände auch skalare Wellen ausstrahlen. (56, 187f) So gibt es im Auge zwei verschiedene informationsverarbeitende Systeme: Wenn ein Sinnesreiz das Auge trifft, läuft der eine Teil digital den neurologischen Pfad (elektromagnetische Wellen), der andere geht direkt über das Bindegewebe ans Erfolgsorgan (der Bindegewebe-Matrix-Pfad), und das sind Skalarwellen! Die auf die zweite genannte Weise verarbeiteten Signale erreichen nicht unser Bewusstsein, wirken aber nichtsdestoweniger. Skalarwellen könnten also das sein, was hinter der »Intuition« steht, beispielsweise wenn ein Heiler seine Hände an eine bestimmte Stelle des Körpers bewegt, ohne dass er sagen könnte, warum.

Meißner bringt dazu ein eindrucksvolles Beispiel: Wenn man sich einen jagenden Geparden anschaut, dann muss der mit anderen Mechanismen arbeiten als nur mit Nervenreizleitung! Bis der Sinnesimpuls von der Pfote, die er zum Laufen braucht, im Gehirn angekommen ist, ist er nämlich schon acht Meter weiter! »8 Meter unkontrolliertes Verhalten kann sich ein Gepard nicht leisten!« (47)

Sehr interessante Ausführungen dazu finden sich auch bei John Davidson. Jetzt wird es etwas theoretischer, aber es lohnt sich. Wenn man sich den Inhalt jeden Satzes wirklich klarmacht, werden die Folgerungen daraus deutlich.

Davidson erklärt: »Die konventionelle Theorie betrachtet den Punkt, an dem die Kräfte sich zu Null summieren, *als* null; die skalare Elektromagnetik kann dagegen jede Null als substrukturell verschieden verstehen« (s. die Abbildungen dazu in seinem Buch S. 385). »Zwei oder mehr elektrische oder magnetische Felder zum Beispiel können, zusammengenommen, null ergeben, aber der Nullpunkt, der frei ist von jeglichen Feldwirkungen, enthält ein gespanntes oder eingeschlossenes Potential, das der Summe seiner Substrukturen entspricht. Jede in Bezug auf den Nullpunkt ›unausgeglichene‹ Veränderung im Aufbau der Substrukturen wird zu sichtbaren Feldwirkungen führen. Diese bezeichnet die konventionelle Physik als das Feld selbst, die neue skalare Elektromagnetik dagegen erkennt die Wichtigkeit der Potentiale, die das Feld geschaffen haben. Potentiale werden somit als ›reale Dinge‹ betrachtet, während Felder nur Auswirkungen sind. [Diesen Satz bitte noch einmal lesen.] Das ist eine Umkehrung der konventionellen Denkweise, die das Potential allgemein in Begriffen seiner Wirkungen definiert, aber nicht als das ›reale Ding‹ ansieht.

Um es genauer auszudrücken: Was wir vielleicht für ein ›leeres‹ Vakuum halten, ist in Wirklichkeit ›vollgepackt‹ mit Potential – mit Möglichkeit –, das in seiner Summe null ergibt, einen stabilen Zustand, der uns wiederum zu der Illusion verleitet, es sei ›nichts da‹. Diese Gegebenheit wird als der *virtuelle* Zustand des *elektrostatischen Skalar-Potentials* bezeichnet, eines Skalarwertes, der nur durch Größe charakterisiert wird, das heißt ein Potential ohne Manifestation. Virtuelle Zustände sind für die moderne Physik im Grunde nichts Neues, aber die neue Theorie geht in ihrem Denken noch wesentlich weiter.

Wie wir bereits erwähnt haben, erkannte die moderne Physik bereits, dass Materie, wie wir sie wahrnehmen, hauptsächlich aus ›Vakuum‹ oder ›Raum‹ besteht. Während dieser Raum nach konventioneller Auffassung subatomare Partikel und Felder enthält, behaupten die skalare Elektromagnetik und andere Theorien, die den Begriff des virtuellen Zustandes prägen, dass diese Partikel und Felder in Wirklichkeit auf Aktivität in der virtuellen oder skalaren Substruktur beruhen. Diese physisch nicht beobachtbare Energie nannte **Bearden** *Anenergie.* Veränderungen innerhalb der Substruktur des gespannten, eingeschlossenen Potentials des virtuellen Zustandes oder der Anenergie führen zu wahrnehmbaren Phänomenen, zu unserem äußerlich sichtbaren physischen Universum. [...] Der virtuelle Zustand selbst manifestiert sich [nach Bearden] aus höheren oder mehr im Innern liegenden virtuellen Zuständen, die bis zu den Ebenen der mentalen Energie emporreichen.« (17, S. 386f) »Beachten Sie, dass solche Manipulationen der virtuellen Substruktur theoretisch sowohl Materialisation als auch Dematerialisation nicht nur elektromagnetischer Phänomene, sondern auch von Masse, Ladung, Spin etc. das heißt von ›Gegenständen‹ zulassen. Masse wird nämlich als stehende Skalarwelle im virtuellen Zustand (gefangen im Partikelspin) betrachtet. Skalarwellen oder -muster im virtuellen Zustand werden durch innere Resonanz innerhalb der Masse erzeugt.« (17, S. 389)

Das wird von **Marco Bischof** bestätigt, der zur Erklärung ergänzt, dass »ein System von Kräften, deren Resultante Null ist, und die damit nach außen keine Kraft ausüben, immer noch potentielle Energie und eine innere Struktur und Dynamik [enthält]. Ein solches komplexes Potentialfeld stellt nach **Bearden** eine dynamische Strukturierung oder Krümmung der lokalen Raumzeit, des lokalen Vakuums, dar und ist somit ein Gravitationsfeld. Solche lokalen Raumzeitkrümmungen sind es, die gemäß der westlichen Interpretation der Allgemeinen Relativitätstheorie ausgeschlossen sind, von der russischen Wissenschaft aber als möglich betrachtet werden. [...] Eine elektrische Spannung entsteht durch ein Potentialgefälle zwischen den elektrostatischen Potentialen an zwei Raumpunkten. Skalarwellen, wie sie von Bearden verstanden werden, entstehen hingegen durch die Wechselwirkungen der elektromagnetischen Potentiale.« Solche Potentiale sind »Bestandteil der elektromagnetischen Theorie Maxwells, sie wurden und werden jedoch heute von den meisten Naturwissenschaftlern als rein rechnerische Größe ohne physikalische Bedeutung betrachtet. Seit der Entdeckung des Aharonov-Bohm-Effektes (1959) weiß man jedoch, dass Potentiale eine physikalische Realität darstellen und messbare physikalische Wirkungen besitzen. Es sind keine Kraftfelder wie die elektromagnetischen Felder, da sie keine Arbeit leisten können, sondern sie stellen die potentielle Energie, die Möglichkeit, etwas zu bewirken, dar. [...] Skalarwellen sind in Beardens Verständnis Wellen von Verdichtungen und Verdünnungen des Skalarpotentials des Vakuums, die sich im Raum fortpflanzen; sie variieren die Energiedichte des Vakuums« und sind damit »fundamentaler als die daraus abgeleiteten elektromagnetischen Kraftfelder«. Und er bezieht sich auf Bohms Theorie, wenn er daraus folgert: »Das elektrostatische und magnetische Potential des Vakuums stellt sozusagen eingefaltete, gefangene Energie dar; es ist so etwas wie ein Akkumulator, in dem eine große Menge potentieller Energie, potentieller Fähigkeit, Arbeit zu leisten, gespeichert ist. Bearden folgt Whittakers Auffassung, dass die normalen vektoriellen Wellen des elektromagnetischen Feldes aus Skalarkomponenten zusammengesetzt sind. Skalarwellen können deshalb nach seiner Auffassung jederzeit durch geeignete Koppelung in elektromagnetische Wellen, die Arbeit leisten, und in Materie umgewandelt werden.« Sie übertragen nach Bearden »keine Energie, sondern Information«; sie »wirken auf den Atomkern, statt auf die Elektronenschale (wie elektromagnetische Felder) und können deshalb Umwandlungen von chemischen Elementen bewirken. Sie wirken aus einer höheren Dimension in unsere Raumzeit hinein« und »durchdringen die Materie«. Die elektromagnetischen Felder werden durch »ihre Überlagerung und Interferenz erzeugt« und »stellen einen Bereich dar, in dem Materie und Bewusstsein aufeinander einwirken können«. (7, S. 220ff)

Alles klar? Erinnern Sie sich an Laszlos Beispiel mit den vielen verschiedenen sich bewegenden Dingen im Meer, die alle Wellen verursachen und deshalb alle anderen Dinge über ihre Bewegungen informieren. Sie erzeugen Interferenzmuster und liefern dadurch Informationen über sich selbst.

Skalarwellen übermitteln Informationen, ohne dabei Kraft zu übertragen. Sie haben nach **Laszlo** »zwar eine Intensität, übertragen aber keine Energie«. Sie agieren ausschließlich über ihre Form! Ihre Fortpflanzungsgeschwindigkeit ist variabel; sie können sich schneller als das Licht fortpflanzen, was erklärt, »dass eine quasi unmittelbare Korrelation sogar über kosmologische Entfernungen hinweg stattfinden kann«. (38, S. 100f)

Nach **Meyl** hingegen transportiert eine Skalarwelle »im Gegensatz zur elektromagnetischen Welle neben der Information auch Energie«! (53, S. 49) Eine ganz wesentliche Entdeckung für die Energiemedizin ist Folgendes: Es gibt bei Skalarwellen nach Meyl »gekoppelte Schwingungen«, denen wesentliche, eine Welle charakterisierende Eigenschaften fehlen »wie die einer zeitlichen Ausbreitung. Ausbreitungsgeschwindigkeit und Wellenlänge tendieren gegen unendlich. Damit ist die reine Strahlung nur noch zur Übertragung von Energie verwendbar. Eine Informationsübertragung hingegen, wie sie die Natur im Allgemeinen und die DNA im speziellen fordern, ist nur mit dem ebenfalls abgestrahlten Skalarwellenanteil möglich.« (53, S. 84)

Bei freier Resonanz ist die Reichweite theoretisch unbegrenzt. »Dies beantwortet viele offene Fragen der *Telepathie*. Da die im Resonanzfall wirksamen Skalarwellen zusätzlich zur Information auch Energie übertragen, wäre sogar für das Phänomen der *Telekinese* ein passendes Modell gefunden. So wie die DNA-Welle aus einem Zellkern, aus einem Zellverbund und sogar aus dem Körper eines Menschen heraus strahlen kann, so können auch umgekehrt passende Wellen einstrahlen, kann ein Mensch Energie und Information von Mitmenschen aufnehmen, in deren Aura er sich aufhält, oder indem er an jemanden denkt, was auch über große Entfernungen funktioniert, oder indem er das von Rupert Sheldrake postulierte und nachgewiesene morphogenetische Feld anzapft. Technisch gesehen handelt es sich um einen Vorgang, bei dem der Empfänger einem dem Wunsch sehr ähnlich strukturierten Feldwirbel generiert und abstrahlt. Dies erfolgt über eine magnetische Skalarwelle. In Richtung der magnetischen Feldlinien, die im Resonanzfall vom Sender zum Empfänger laufen, kommt es wegen der damit verbundenen Wechselwirkungen zu einer *Anziehungskraft* zwischen beiden. Somit stehen jedem Menschen und jeder Zelle Energie und Informationen aus den in unserer Umgebung zahlreich vorhandenen Rauschwirbeln zur Verfügung. Wegen der komplexen Modulierbarkeit sind die Feldwirbel in der Lage, Gedanken, Bilder und sogar die Seele, das Betriebssystem des Menschen, in sich zu tragen. Wer also das Skalarwellenmodell verstanden hat, oder bereit ist, selber weiter zu denken, der wird für viele Fragen der Genetik, der Vererbungslehre bis hin zur Inkarnation Antworten finden, die essentiell sind für die zentrale Frage nach dem Leben an sich.« Wichtig dabei ist zu wissen: »Resonanz schließt jede technische Messbarkeit aus, da alle Feldlinien in sich geschlossen sind und keine zur Verfügung steht, die in einem Messgerät enden könnte.« (53, S. 88f)

Meyl äußert sich auch explizit zur Schwingungsmedizin. So sind zum Beispiel die Homöopathie und Aura-Arbeit durch Skalarwellen erklärbar sowie die Art der Wirkung energiemedizinischer Geräte wie das Löschen pathogener Frequenzen und auch von Krankheitserregern. (53, S. 104fff)

Tief Luft holen und noch mal Revue passieren lassen. Jetzt wissen Sie, warum ich das alles wiedergegeben habe: Es geht um Wirkungen von höheren Dimensionen auf das, was bisher vorrangig gemessen wurde, und um die Wechselwirkung mit Bewusstsein! Nach **Bearden** steuern Skalarwellen Bewusstsein und Psyche und werden umgekehrt von ihnen beeinflusst. (7, S. 222) Nebenbei beruhen auf diesen Erkenntnissen die Versuche, Nullpunkt-Energie in Strom zu verwandeln, was Tesla ja offenbar schon gelungen ist.

Auch **Treugut** sieht Skalarfelder aufgrund der Entdeckung des Casimir- und des Aharonov-Bohm-Effektes als Realität an. »Spektakuläre technische Erfindungen (Tesla) und neue medizinische Anwendungsmöglichkeiten (C.W. Smith, G. Rein) lassen ein riesiges Potential an Möglichkeiten erahnen.« (67, S. 8)

Schwingung

Schwingungsprozesse sind in der Natur so verbreitet, weil eine Bewegung die wenigste Energie braucht, wenn sie durch Schwingung realisiert wird. **Viehweger** bringt dazu viele Beispiele. Die Häufigkeit, mit der die Schwingungen jeweils auftreten, ist die »Frequenz«, die Intensität zeigt sich in der Größe der »Amplitude«.

Schwingungen sind im Gegensatz zu Wellen an die Zeit gekoppelt und nicht an einen Ort. Ein Beispiel: Solange der Motor eines Autos läuft, es aber noch steht, »finden ausschließlich Schwingungen statt, da sich alle schwingenden Teile nicht von ihrem Ort wegbewegen. Sobald sich das Fahrzeug in Bewegung setzt, entsteht zusätzlich eine Wellenbewegung, da das Schwingungssystem seinen Ort ändert. Wellen sind sich im Raum ausbreitende Schwingungen. Schwingungen transportieren Energie und Information, hin und her oder im Kreis herum. Wellen können Energie und Information durch die zusätzliche Ausbreitung in eine Richtung an andere Orte transportieren.« Wellen benötigen deshalb mehr Energie als Schwingungen. (70, S. 20ff)

Eine Schwingung ist also eine »sich wiederholende Bewegung an einem Ort«. »Information« bedeutet, etwas »in Form« zu bringen, mit anderen Worten »Strukturbildung«. Je öfter ein bestimmtes Schwingungsmuster sich wiederholt, umso klarer und stabiler wird die Struktur, die durch diese Schwingung hervorgerufen wird, das heißt, *die Information steckt in dem Schwingungsmuster*. Die Frequenz bezeichnet die Wiederholungsrate einer Schwingung, und je höher diese ist, »desto mehr Information kann transportiert werden«. Und je größer die Amplitude ist, umso mehr Energie enthält die Schwingung. (70, S. 24ff)

Als *Schwingung* werden per definitionem immer nur elektromagnetische Vorgänge bezeichnet. Es gibt hier nur Longitudinal- und Transversalwellen. Alles andere sind *Oszillationen*, definiert als rhythmische Veränderungen des Feldes. Man benutzt deshalb besser als Oberbegriff »Feld« und nicht »Schwingung« und spricht von »Energie- und Informationsübertragung«! (aus einem Gespräch mit **Warnke** am 10.3.2014 in Saarbrücken)

Außerdem gibt es noch die »Phase«, die das Verhältnis zweier Schwingungen zueinander beschreibt, das heißt die relative Position dieser Schwingungen zueinander in der Raumzeit. Wenn mehrere Schwingungen die gleiche Frequenz haben, sind sie nur dann in Phase, wenn sie auch zur gleichen Zeit jeweils ihre Wellenberge und -täler haben; ansonsten sind sie gegeneinander verschoben, was man in Gradzahlen misst (0 bis 360°), wobei die Schwingungen bei einer Phasenverschiebung von 360° zwar hinsichtlich ihrer Position an derselben Stelle liegen, »allerdings mit dem Unterschied einer ganzen Umdrehung, so wie beim Autorennen«, wenn ein Rennwagen einen anderen überrundet. (70, S. 26f) Wenn man von oben auf einen Kreis schaut, fallen die 0° und die 360° zusammen, wenn man aber von der Seite schauen würde, läge der Punkt der 360° gleichsam »eine Etage höher«, also auf der nächsten Ebene. Die Frequenz hat sich dann exakt verdoppelt. Das kennen wir von den Oktaven in der Musik.

Wenn man mehrere Pendel mit hinreichend ähnlichen Phasen auf eine gemeinsame schwingungsfähige Unterlage stellt, wird man beobachten, dass sich deren »Phasen, Amplituden und Frequenzen auf einen gemeinsamen Wert einpendeln. Der Grund dafür liegt in dem dann geringsten Energieverbrauch«, und was so entsteht, ist ein »sich selbst bildendes, kohärentes Schwingungssystem«! Sie koppeln sich untereinander, und das ist es, was in der Natur überall zu finden ist, weil dann »die Möglichkeit zum Energie- und Informationsaustausch am größten« ist. (70, S. 27f)

Sehr spannend sind die Ergebnisse, die sich aus den viel beachteten Forschungen **Pollack**s ergeben haben. Dabei geht es um sogenanntes *strukturiertes Wasser* (Pollack bezeichnet es als den 4. Aggregatzustand), das völlig andere Eigenschaften hat als normales H_2O und in der Lage ist, negative Elektronen zu speichern. Elektromagnetische Wellen »entstehen immer durch die Bewegung von Ladungen. […] Jegliches Oszillieren einer Ladung kann als Generator einer [elektromagnetischen] Welle fungieren. Die schwingende Ladung kann von einem Elektron, einem Proton, einem Atomkern oder auch von einem größere Ladung tragenden Gebilde stammen. Alle können ›Generatoren‹ sein.« Was passiert, wenn eine elektromagnetische Welle durch ein materielles Objekt hindurchgeht? »Alle Materialien enthalten Ladungen. Wellen üben Kraft auf diese Ladungen aus; daher wird die hereinkommende Welle jegliche Ladung, auf der sie im Material trifft, entweder abstoßen oder anziehen. Diese Ladungen reagieren darauf, indem sie sich bewegen. Wenn die hereinkommende Welle periodisch ist, dann werden auch die Ladungen des Materials mit der gleichen Periodizität schwingen. Im Grunde erzeugt also die eine

Ladungsschwingung eine andere Ladungsschwingung. Jeder Empfänger wird der nächste Wellenerzeuger (Generator). Dieser Prozess setzt sich fort.« Darin liegt eine »fundamentale Dynamik: Strahlung, die in ein System hineinkommt, verursacht die Bewegung von Ladung, die elektromagnetische Wellen erzeugt, die wiederum die Bewegung von Ladung zur Folge hat und so fort. Schließlich verlassen die Wellen das System, aber erst, nachdem sie verschiedenste Wellenlängen- und Amplitudenverschiebungen erfahren und vielleicht die Verrichtung von Arbeit ermöglicht haben. [...] Objekte mit einem höheren Emissionsgrad strahlen mehr Energie ab als Objekte mit niedrigerem Emissionsgrad. Sie scheinen stärker ›energetisiert‹ zu sein.« (59, S. 178ff)

Wasser im vierten Aggregatzustand bildet sogenannte Exclusion Zones (EZ-Wasser), das eine andere Dichte hat und dadurch ebendiese Ausschlusszonen bilden kann, was Reaktionsräume entstehen lässt, die gegen benachbarte Zonen abgegrenzt sind.

Falls Sie sich wundern, warum das so interessant sein soll, hier Pollacks Beschreibung des Experiments von **Luc Montagnier** (Nobelpreis für Medizin 2008): Dieser französische Virologe »behauptet, erfolgreich DNA-Struktur-Signale an Wasser übermittelt zu haben. Er erzeugte zunächst eine wässrige Suspension von einer DNA-Probe. Danach stellte er die Suspension in einer versiegelten Flasche neben eine zweite, ebenfalls versiegelte Flasche mit Wasser. Die Flaschen standen für einen längeren Zeitraum nebeneinander, währenddessen er beide einer Quelle gewöhnlicher elektromagnetischer Energie aussetzte. Das neu ›informierte‹ Wasser in der zweiten Flasche wurde daraufhin mit ›Rohmaterial‹ für die DNA-Synthese gemischt. Dieses Verfahren erzeugte neue DNA. Die Sequenz in dieser DNA war nicht zufällig: Es war dieselbe wie diejenige der Probe in der ersten Flasche. Obgleich die beiden Flaschen fest versiegelt und nicht in physischen Kontakt gekommen waren, wurden die Informationen offensichtlich von der einen Flasche in die andere übertragen.« Dieses Ergebnis ist natürlich von den Kollegen mit Skepsis aufgenommen worden, inzwischen wurde es aber von anderen Laboren bestätigt. (59, S. 186)

Die neuen Erkenntnisse von Pollack über Wasser machen eine Menge Dinge erklärbar, die man bisher nicht erklären konnte, so zum Beispiel die Energetisierung von Wasser. Das ist unter anderem für die Homöopathie interessant und andere Methoden, die Wasser als energetischen Speicher benutzen. Man kann inzwischen die digitalisierte elektromagnetische Frequenz von Stoffen auf Wasser übertragen. Die Wirkung ist dann dieselbe wie die Gabe des betreffenden Stoffes!

Man kann Schwingungen aber nicht nur in dieser Weise nutzen. Es ist seit Langem bekannt, dass man die Frequenzspektren vieler Mikroorganismen messen kann, und das macht es möglich, sie über die genaue Gegenschwingung (»negative Interferenz«) gezielt auszuschalten. Das hat die Biophysikerin **Hulda Clark** schon in den 90er-Jahren mit ihrem »Zapper« sehr erfolgreich angewandt. (16)

Information

Mit diesem Begriff ist es wie mit »Bewusstsein«: Hier kann auch nicht nur annähernd befriedigend abgesteckt werden, welche Definitionsansätze es dazu gibt. Es ist ein ungeheuer weites Feld, das wir nur partiell sichten können, aber natürlich betreten müssen, wenn es um eine Erklärung von »Informationsmedizin« geht.

In einem ausführlichen Artikel über die Informationstheorie[40] beschreibt **Werner Held** den Ansatz von **Holger Lyre**, der versucht, die klassische Informationstheorie mit der quantenphysikalischen Ur-Theorie C. F. v. Weizsäckers zu vereinigen. Ohne auf diese Ur-Theorie genauer einzugehen, sei seine Einschätzung wiedergegeben, »dass Information trotz aller hier vorgestellten Definitionsversuche im Kern ungreifbar bleiben wird«. »Der traditionelle Versuch, Information in absoluter Form zu objektivieren«, kann nach Held »nicht gelingen, weil der stets beteiligte pragmatische Aspekt in besonderer Form abhängig vom Einzelkontext ist«.

40 S. www.datadiwan.de

Auch Lyres sehr ausführliche Untersuchungen können hier nicht wiedergegeben werden, ich möchte aber auf sie verweisen, weil aus ihnen deutlich wird, wie komplex dieses Thema ist. Es gibt rein quantitative Ansätze, die so etwas wie *Bedeutung* völlig außen vor lassen, wie der von Shannon, bei dem es um nachrichtentechnische Zusammenhänge geht, bis hin zu dem von C. F. v. Weizsäcker, dem es um die Überwindung der Subjekt-Objekt-Trennung durch Information geht. Lyre kommt zu dem Schluss, dass Information »weder ausschließlich subjektiv oder ausschließlich objektiv zu begreifen« ist, sondern »als eine von Materie und Bewusstsein unterschiedene dritte Sache aufgefasst werden« muss.

Ein Beispiel: »Wenn uns jemand ein Telegramm schickt mit dem Satz ›Ich liebe Dich‹, wo ist dann die Information? Sie kann nicht auf das Bewusstsein beschränkt sein, denn es sind zwei verschiedene Bewusstseinsakte beteiligt. Die Information ist aber auch nicht auf die Materie zurückzuführen, die Information liegt nicht in der Druckerschwärze, denn die ist bei der Aufgabe des Telegramms und dem Zielort verschieden. **Weizsäcker** sieht die Information als den beiden Personen gemeinsames Wissen« und betont, dass nur dann von Information gesprochen werden kann, wenn etwas »verstanden wird«. Information ist weder eine objektive noch eine rein subjektive Größe, weil zwar das, was für jemanden eine Information ist, von seinem Vorwissen abhängt, aber es gibt dabei den Aspekt, dass etwas von außen zu dem bei ihm bisher vorhandenen Wissen dazukommt.

Wie kommt die Codierung von Information zustande? **Laszlo** erklärt dazu: »Wir wissen, dass jedes bewegliche Objekt Energiequanten aussendet, und dass diese Quanten Informationen über die Objekte in sich tragen, die sie ausgesandt haben. Die Quanten formen kohärente Wellen, die sich im Raum verbreiten und – da der Raum kein leerer Raum ist, sondern ein komplexes Feld – verbreiten sich die Wellen ins Einheitsfeld. Die sich ausbreitenden Wellenfronten im Feld interagieren und erzeugen spezifische Muster. Diese Interferenzmuster der Wellen sind ähnlich den Mustern, die von interagierenden Lichtstrahlen in gewöhnlichen Hologrammen erzeugt werden – sie können von derselben Mathematik gemodelt werden. Das ist bedeutsam, denn wir wissen, dass in Hologrammen die Knoten der Interferenzmuster Informationen über die Dinge und Prozesse speichern, die die interferierenden Lichtstrahlen erzeugt haben, oder sie informierten sie zwischen ihrer Aussendung und ihrem Empfang.

Im Einheitsfeld werden Wellen durch Quantenwellen erzeugt und nicht durch Lichtwellen. Die ersteren sind vollkommen kohärent und nicht-ortsgebunden, sie können sich durch das ganze Feld hindurch ›umschlingen‹. Daher haben die daraus resultierenden Interferenzmuster den Charakter von Quantenhologrammen und nicht von normalen Hologrammen.« Es gibt Forschungen, die nahelegen, dass das Gehirn über Quantenholographie arbeitet: »Der Prozess, durch den das Gehirn einen Informationsaustausch mit Hologrammen in den Feldern, die den Organismus umgeben, vornehmen kann, ist die ›Phasen-Verbindung‹, oder genauer die ›Phasen-verbundene Quantenresonanz‹. Dies bedeutet, dass die Phase der Wellenfronten eines Hologramms im Feld in Übereinstimmung mit der Phase der holographischen Rezeptoren im Gehirn gebracht wird, was genau die Resonanz hervorbringt, die die funktionelle Übertragung der Information vom Hologramm zum Gehirn ermöglicht.« (37, S. 262f)

Für den medizinischen Kontext ist die geschichtliche Entwicklung interessant, die **Held** wiedergibt:[41] »Information stammt von

41 www.datadiwan.de

den lateinischen Begriffen *informatio* (1. Vorstellung, Begriff; 2. Unterweisung, Belehrung) und *informare* (1. formen, bilden, gestalten; 2. vorstellen; 3. unterrichten). In der Scholastik wurde *informatio* philosophisch abstrakt als ›Gestaltung der Materie durch die Form‹ verstanden. Diese inzwischen wieder sehr wichtige Bedeutung des Informationsbegriffs ging im neuzeitlich-erkenntnistheoretischen Verständnis Descartes' verloren. Hier fand sich nur noch die Bedeutung als ›Wissensvermittlung‹. Die später erfolgte Abspaltung pädagogischer Betonung (›unterrichten‹) führte dann zur modernen Bedeutung ›Nachricht‹ oder ›Mitteilung‹, die auch Shannon zugrunde legte. [...] Lyre [stößt] mit der Übertragung des Informationsbegriffs auf die Quantentheorie wieder auf die *Bedeutung*, die seit der Scholastik verloren schien. Information als Bezeichnung für den Formbildungsprozess der Materie. Weizsäckers Definition heißt dementsprechend: ›Information ist das Maß einer Menge von Form. [...] Form ist weder Materie noch Bewusstsein, aber sie ist eine Eigenschaft von materiellen Körpern, und sie ist für das Bewusstsein wissbar. Wir können sagen: Materie *hat* Form, Bewusstsein *kennt* Form‹.« Entscheidend ist also der Zusammenhang Form – Bedeutung. Genau das ist für die Heilungsabsicht wichtig.

Warnke spricht in seinem Vortrag »Abrufen von Heilinformationen – Wie soll das gehen?« (75) von Information als einem geistigen Prinzip mit physikalischer Grundlage. Form, Struktur und Gestalt kann nur dort entstehen, wo eine Information die Bindung zwischen den Atomen und Molekülen so steuert, dass »etwas Sinnvolles dabei herauskommt«. Er fragt, wie es funktioniert, dass alle fünf bis sieben Jahre die meisten der Bausteine, aus denen unser Körper besteht, ausgetauscht sind, wir aber immer noch dieselbe Gestalt haben. Offenbar strömen die elementaren Massen, Elektronen und Atomkerne durch eine Form hindurch.

Seiner Ansicht nach existiert ursprünglich eine Idee (er verweist hier auf Platons Ideenlehre), und wir brauchen die Materie unseres Körpers, um die Energie und die Informationen zur Gestaltbildung aus dem Meer aller Möglichkeiten, aus dem masseleeren Raum zu extrahieren, weil die Masse notwendig ist, um ein Resonanzgebilde zu schaffen! (Das kommt der oben genannten Erklärung zum Begriff »Blaupause« sehr nahe.)[42]

Dispenza belegt in seinem Buch *Du bist das Placebo* sehr eindrucksvoll die Zusammenhänge zwischen Bewusstsein und Körperreaktionen. Er sagt: »Die Wissenschaftler beginnen gerade, ein Informationsfeld zu identifizieren, welches für unzählige Zellfunktionen verantwortlich ist und außerhalb der Grenzen der Materie existiert. Dieses unsichtbare Bewusstseinsfeld orchestriert im Körper sämtliche Funktionen der Zellen, Gewebe, Organe und Systeme. Woher wissen bestimmte chemische Substanzen und Zellmoleküle so genau, was sie zu tun und womit sie zu interagieren haben? Die Zelle ist von einem Energiefeld umgeben: Es besteht aus der gesamten Energie aller Atome, Moleküle und chemischen Stoffe der Zelle, die in ausgewogener Kooperation die Materie hervorbringen. Alle Materie nährt sich aus diesem lebendigen Informationsfeld. […] Das Newton'sche Biologiemodell basiert auf linearen Ereignissen mit schrittweise nacheinander ab-

42 In seinem Buch beschreibt Warnke ein russisches Experiment aus den 1990er-Jahren: Ratten wurde Alloxan in die Bauchspeicheldrüse injiziert, ein Gift, das die Insulinproduktion hemmt. »Da nun kein Insulin mehr ausgeschüttet wurde, stieg der Blutzuckerspiegel bis in pathologische Bereiche. Eine Gruppe Ratten bekam keinerlei Behandlung und starb nach der Giftinjektion. Die andere Gruppe wurde mit Radiowellen bestrahlt, auf die mit einem Laserstrahl ›Heilinformation‹ aufgeprägt war. Daraufhin sank der Blutzuckerspiegel aller Ratten rasch ab, und sie wurden gesund. Die ›Heilinformation‹ war durch elektromagnetisches Abscannen der Bauchspeicheldrüsen neugeborener und vollkommen gesunder Ratten gewonnen worden, indem man die organeigene elektromagnetische Strahlung der jeweiligen Bauchspeicheldrüse erfasst hatte. Die Ausstrahlung der Jungtiere war addiert, verstärkt und die Laserstrahlung mit dieser Information moduliert worden.« (79, S. 183)

laufenden chemischen Reaktionen. Doch so funktioniert Biologie in Wirklichkeit nicht. Selbst so einfache Vorgänge wie das Heilen eines Schnittes lassen sich nur durch das Verständnis solcher miteinander verbundenen, kohärenten Informationsbahnen erklären. Zellen tauschen nicht auf lineare Weise Informationen aus. Das Universum und alle darin befindlichen biologischen Systeme sind über unabhängige, miteinander verschränkte Energiefelder vernetzt, die jenseits von Raum und Zeit ständig Informationen austauschen. […] Das Quantenfeld ist ein unsichtbares Informationsfeld; es erfasst Frequenz jenseits von Raum und Zeit. Alles Materielle kommt aus diesem Feld, besteht aus Bewusstsein und Energie.« (19, S. 230/235)

Und **Laszlo** ergänzt: »Durch Quanteneffekte erzeugen Zellen ein kohärentes Informationsfeld im ganzen Körper. Dieses ›Biofeld‹ unterstützt den normalen Fluss der Information mit der multidimensionalen, quasi in Echtzeit erfolgenden Information, die notwendig ist, um das koordinierte Funktionieren des Organismus als Ganzes sicherzustellen.« Durch diese Quanteneffekte »ist der Organismus [auch] in einer konstanten Kommunikation mit der Umwelt«, und zwar »mit mehr als dem, was in seiner unmittelbaren Umgebung ist. […] Letztlich ist er sogar mit der gesamten Sphäre des Lebens verbunden.« (37, S. 260)

Und es geht noch weiter: Es wurde oben schon gesagt, dass Skalarwellen in der Lage sind, Heilinformationen wirkungsvoll auf Zellen zu übertragen. Im Rahmen dieser Forschungen konnte gezeigt werden, dass jede Körperzelle ein elektrisches Membranpotential aufbaut. »Es beträgt im Mittel +70 mV. Dieser Wert erscheint zunächst klein. Berechnet man jedoch die elektrische Feldstärke (mit der Einheit V/m) und bezieht das kleine Potential auf die winzige Dimension einer Zelle, so gelangt man zu einer erstaunlichen Größe von zehn Millionen Volt pro Meter. Das Membranpotential der Zelle ist also seiner Feldstärke nach zu einer Abstrahlung von Energie und Information in den Raum geeignet. Mit anderen Worten: *Die Zelle besitzt die Eigenschaft eines Senders.* Man darf also annehmen, dass ›Zellfunk‹ eine wesentliche Kommunikationsmethode in biologischen Systemen darstellt. Vermutlich ist er sogar der älteste Kommunikationsweg.«

»Messtechnisch werden diese longitudinalen Skalarwellen zum Beispiel als Antennenrauschen nachgewiesen. Beim Menschen wird das abgestrahlte Rauschsignal üblicherweise als ›Aura‹ bezeichnet. Über genau diese (Skalar-)Wellen, die in Richtung des magnetischen Feldes laufen, kommunizieren biologische Systeme untereinander und stellen dazu die erforderlichen Ringantennen in Form Benzolring-artiger Strukturen bereit.« (22, S. 40ff)

»**K. Meyl** und **H. Schnabl** waren in der Lage, die Keimungsgeschwindigkeit von Erbsen durch bloße Informationsübertragung eines Pflanzenhormons (Gibberellinsäure) statistisch signifikant zu beschleunigen. Ebenso gelang die reine Informationsübertragung eines Fungizids (Clotrimazol) auf Hefezellen, was eine statistisch signifikante Wachstumshemmung zur Folge hatte. Inzwischen liegen sogar experimentelle Hinweise auf eine wirksame Übertragung von digitalen Schwingungsinformationen durch Skalarwellen vor.« (22, S. 40ff) Es werden schon von verschiedenen Firmen Geräte zur Übertragung von Medikamenten-Informationen angeboten.

Meißner berichtet, dass es russischen Forschern gelungen ist, »die Signaturen von Arzneimitteln zu digitalisieren, so dass sie auf Datenträgern gespeichert werden können. Stellt man ein Glas Wasser auf einen dieser Datenträger, dann übernimmt das Wasser die Signatur des Arzneimittels und wirkt quasi selbst als Arzneimittel. Auch das ist ein Teil moderner Energiemedizin.« (48)

Jede feinstoffliche Gestalt hat eine ganz bestimmte Resonanz, mit der sie ganz bestimmte Energien anzieht, nämlich die, die ihr ähnlich genug sind. Das heißt, diese Gestalt bestimmt, was sich materialisiert. (Diese Resonanz ist »zwingend für Realitätsbildung«.) »Information« definiert **Warnke** als die Festlegung einer Energiegröße oder eines Energiemusters aus dem Rauschen heraus durch das Geben von Sinn und Bedeutung, also durch ein zielgerichtetes Verstehen der Information! Dieses Erkennen kann nur durch Bewusstsein geschehen, also ein rein geistiges Prinzip. Alles, was Information verarbeiten kann, definiert er als geistiges Feld. Deshalb ist für ihn das Vakuum Teil der geistigen Struktur. Warnke spricht auch von einer *Urinformation*, die Form, die Struktur und Gestalt bildet. Sie liefert den Plan für den Aufbau des Körpers, und wenn man gesund ist, entsprechen die einzelnen Teile des Körpers diesem Plan, die Bindungen zwischen den Molekülen »stimmen«. Krankheit hingegen ist eine Zerstörung dieser Form/Struktur/Gestalt. Wir betrachten immer nur die Materie, weil wir sie messen können, aber viel wichtiger sind die Wechselwirkungsquanten, die die Materie zusammenhalten und die Struktur bestimmen.

Warnke definiert »Heilung« als Wiederherstellung der feinstofflichen Gestalt zum Zweck der optimalen Funktion. Wenn keine Heilung stattfindet, haben wir nicht die Möglichkeit, die entsprechenden Resonanzen zum Vakuum auszuüben. Das nötige Wissen dazu steckt in der Urinformation. Nur wenn sie von einer Zielstruktur verstanden und resorbiert wird, kann die Energie, die zur Verwirklichung benötigt wird, wirken. Deswegen sagen einige Physiker, unter anderem **Davis** (ein Schüler von Hawking), dass Information genauso wie Energie als physikalische Größe behandelt werden muss. Ohne dieses Wirkmoment befindet sich Energie als eine Wellenfunktion überall gleichzeitig (eben

»das Meer aller Möglichkeiten«). Wohlgemerkt: Eine »Wellenfunktion bezieht sich nicht direkt auf die wirklichen Eigenschaften eines einzelnen Objekts, Ereignisses oder Prozesses«, sondern auf die »Möglichkeiten innerhalb der physikalischen Situation« (8, S. 174), also das, was für ein bestimmtes Objekt durch seine jeweiligen Wellenfunktionen erlaubt ist. Deswegen spricht man ja auch in der Quantentheorie von »Wahrscheinlichkeitsfunktionen«.[43]

Warnke verweist auf **Dirac** (1928) und **Penrose** (1960, 1967), die belegt haben, dass Quanten-Spins die Information für Kraft- und Zeit-Operationen an und zwischen Massen zur Verfügung stellen. Die Spins müssen ausgerichtet werden, damit sie eine Gesamtwelle erzeugen (eine sogenannte Torsionswelle). Es ist nach Warnke das Bewusstsein, das diese Quantenspins ausrichtet und damit die Kohärenz erzeugt, die zur Realitätsbildung nötig ist; es gibt Experimente, die das belegen. Alles, was zwischen Materie stattfindet, ist eine Kraftübertragung, und zur Bildung eines Teilchens, das diese Kraft überträgt, muss die Wahrscheinlichkeitswelle kollabieren. Diesen Kollaps bewirkt das gerichtete Bewusstsein.

Die Wahrscheinlichkeitswelle kollabiert nicht beliebig, sondern in dem Moment, wo sie auf Resonanzstrukturen trifft! Dabei entstehen Photonen (Licht-Quanten). Sobald diese Photonen übertragen werden, kollabiert die Welle, und zwar im ganzen Raum. Warnke geht in seinem Buch *Quantenphilosophie und Spiritualität* noch wesentlich genauer auf diese Phänomene ein. Die Transformation eines geistigen Impulses, die Materie beeinflusst, geschieht dadurch, dass Informationen fließen. »Informationen vermitteln zwischen Geist und Materie«, indem sie die Eigen-

43 Bohm geht noch genauer darauf ein und kommt zu dem Schluss, dass bei konsequenter Sichtweise gar kein »Welle-Teilchen-*Dualismus*« vorliegt.

schaften der Spins beeinflussen. Es sind Wille, Geist, Psyche bzw. Bewusstsein, die diese Informationen kanalisieren. (79, S. 14f) »Kein Quantenteilchen besitzt, bevor es gemessen wird, Eigenschaften, wie beispielsweise einen Spin. Nur Elektronen, denen Sinn und Bedeutung, also eine Funktion zukommt, erweisen sich als Quelle von Ladung und Information für Kraft und Zeit. Die Wellenfunktion der Elektroneneigenschaft kollabiert dabei (Dekohärenz). Der Kollaps der Wellenfunktion ist der Übergang vom Potenziellen zum Wirklichen.« (79, S. 62) Das Ergebnis dieser Dekohärenz ist also eine für uns erfahrbare Eigenschaft der Materie, weil nun etwas Messbares existiert, eben Realität. (79, S. 202)

Auch **Massey** und **Fraser** behaupten: »In der modernen Informationstheorie gibt es an der untersten Ebene der Realität weder Teilchen noch Wellen, sondern eher nur Quantenwahrscheinlichkeitsfelder oder Informationsfelder, die sich aus dem Vakuum heraus materialisieren, wann immer wir mit diesem Vakuum interagieren.« (44, S. 28) Das Entstehen der virtuellen Teilchen im »Quantenschaum« erfolgt offenbar zumindest nicht nur spontan, sondern kann durch Bewusstsein stimuliert werden. Wenn die virtuellen Teilchen nicht in das Nullpunkt-Feld zurückfallen, sondern manifest werden, ist auf jeden Fall Information beteiligt, die sie in ihrer Form hält. »Informationsfelder erstellen Dinge, wo sie sind, und halten sie dort. Alles ist grundsätzlich nur Information, die sich materialisiert, wenn wir mit ihr interagieren.« (44, S. 30)

In der Physik bezeichnet man das als das *Prinzip der Superposition*. Es besagt, dass im Vakuum »alle Energie und Information in einer Wellenüberlagerung von allen möglichen Eigenschaften existiert […] Die potentiellen Informationen zu diesen möglichen Eigenschaften sind in kohärenten Wellen gespeichert, die als mathematische Konstrukte ›Wellenfunktionen‹ heißen.«

Warnke macht noch einmal klar, dass dieses Überlagerungssystem selbst nicht direkt gemessen werden kann! »Es hat weder bestimmbare Position noch Impuls.« Und die Wellenfunktionen »für potentielle Eigenschaften sind im gesamten Universum ausgebreitet. Sie unterliegen weder Raum noch Zeit.

Wellenfunktionen sind pure Informationen, reine Software, denn die Wellenfunktion beschreibt, was über das System bekannt sein kann.« (79, S. 202)[44] Um es noch mal festzuhalten: Experimente haben ergeben: »Wenn eine Maschine Quantensysteme misst, bleiben die Ergebnisse so lange in einer Superposition, bis ein bewusster Mensch die Messung der Maschine beobachtet. Bewusstsein und Unterbewusstsein lässt die Wellenfunktion kollabieren.« (78, S. 235)

Es gibt bereits physikalische Modelle dazu, wie das Speichern von Informationen im Vakuum funktionieren kann. Hier kommen die sogenannten Higgs-Teilchen ins Spiel, und es geht wieder um Verwirbelungen, über die ein potentieller Zustand zu einer Information wird. (79, S. 150f) Durch das Higgs-Teilchen erhält etwas »Masse« – so die Theorie (Nobelpreis für den Physiker Higgs 2013). Dazu eine Anmerkung, weil der Begriff »Teilchen« wohl immer wieder eine falsche Vorstellung hervorruft: Wenn jedes Teilchen ein Feld ist, gilt das auch für das Higgs-Boson! Es ist auf dieser Grundlage viel leichter nachvollziehbar, dass verschiedene sogenannte Teilchen Wirkung aufeinander ausüben, als dass ein Teilchen eine Kraft zwischen etwas vermittelt. Das Higgs-Boson ist ein *Feld!* Deshalb kann es Masse verleihen. Es gibt kein Teil-

44 Das gesamte Universum ist deshalb nach Warnke ein Informationsfeld, »vorstellbar als Hologrammoid. Die Speichermöglichkeiten als sogenannte Qubits betragen laut extrapolierter Kalkulation unglaubliche 10^{107} Zustände pro Planck-Volumen (10^{-99} cm^3).« (79, S. 202)

chen, das um die Teilchen, zwischen denen es eine Kraft aufbaut, herumsaust, ebenso wenig wie ein als Teilchen vorgestelltes Elektron um den Atomkern düst. Es sind Feldlinien, die *schwingen*. Diese Felder überlagern sich mit anderen und interagieren über ihre Wellenknoten. Weil die Abstände zwischen den Wellenknoten nur definierte Werte annehmen können, treten die Elektronen nur auf bestimmten Bahnen um das Atom auf und nie dazwischen. Der Begriff »Elektronenbahn« musste infolge der Quantentheorie dann auch aufgegeben werden.

»Bei näherer Untersuchung der Atome fanden Wissenschaftler heraus, dass Elektronen beim Kreisen um den Kern sich nicht durch den Raum bewegen, wie das normale Gegenstände tun – vielmehr bewegen sie sich zeitunabhängig. Das heißt, sie verschwinden von einer Stelle, einer Umlaufbahn, und erscheinen an einer anderen. […] Die Vorstellung, dass sich etwas an einem Aufenthaltsort befindet oder lokalisiert ist, ist falsch. Alles ist nicht-lokalisiert. Die Teilchen sind auf einer Ebene *jenseits von Raum und Zeit* eng verbunden.« (2, S. 58f)

Heisenberg erklärt mit vielen Beispielen, dass »in einem bestimmten System von Gesetzen wegen der Grundbegriffe, auf die es aufgebaut ist, nur ganz bestimmte Fragestellungen einen Sinn haben, und dass es sich dadurch gegen andere Systeme, in denen andere Fragen gestellt werden, abschließt. Der Übergang der exakten Naturwissenschaft von der erforschten zu einem neuen Erfahrungsbereich wird sich also nie so vollziehen, dass etwa die bisher bekannten Gesetze einfach auf die neuen Erfahrungen anzuwenden wären. Vielmehr wird ein wirklich neuer Erfahrungsbereich stets dazu führen, dass sich ein neues System wissenschaftlicher Begriffe und Gesetze herausbildet, die zwar nicht weniger rational analysierbar, aber grundsätzlich anders als die früheren sind.« (31, S. 59f)

Meißner beschreibt denn auch die Wellen im Vakuum als informationsgeladen. Der Körper arbeitet mit stehenden Wellen, das heißt Informationsmustern, die sich gegenseitig aufschaukeln. Zum Beispiel gibt es solche stehenden Informationswellen um den Atomkern. Der Körper speichert Interferenzmuster ab, die die informationelle Signatur eines Stoffes bilden. An ihnen erkennt der Körper, *was* etwas ist und ob es ihm guttut oder nicht. So reagiert der Körper bei Allergien schon auf das Allergen, wenn es hinter Glas ist. Warum? Weil die Schwingungssignatur des Allergens durchkommt! Diese Information kann man chemisch nicht messen! Der Körper hat hier ganz offensichtlich weitergehende Möglichkeiten. Auch verschiedene homöopathische Mittel kann man ja chemisch nicht voneinander unterscheiden, der Körper reagiert aber darauf. (47)

Meißner geht davon aus, dass es ein sogenanntes Human Body Field (HBF)[45] gibt, das alle Informationen über das Körper-Seele-Geist-System enthält. **Peter Fraser** hat es entdeckt und gemessen. Es ist die »Master Control Unit« des Körpers, die die Informationen darüber enthält, wie der Körper funktionieren sollte, und hier kann die Informationsmedizin ansetzen. Das HBF ist bei Krankheit nicht mehr als Ganzes in der Ordnung, sondern Teile sind verzerrt. Mit Kernspin kann man teilweise Abweichungen von der gesunden Ordnung sichtbar machen, aber man sieht nicht die *Dynamik*, die dahintersteht! Auf die kommt es nach Meißner aber gerade an. Sie ist im HBF erkenn-

45 Viehweger definiert das HBF als »das menschliche Netzwerk von Energie- und Informationsfeldern, das ein sich selbst organisierendes, kohärentes, intelligentes Ganzes als Korrelat zum physischen Körper des Menschen darstellt. Das Human Body Field und der physische Körper sind untrennbar miteinander verbunden und erschaffen sich gegenseitig immer wieder neu. Der enorme Informationsaustausch im menschlichen Körper wird durch das HBF gesichert. Auf Quantenebene ist das HBF der Regulator aller biochemischen und physiologischen Vorgänge im Gesamtorganismus.« (70, S. 200)

bar, und es gibt inzwischen Messgeräte, die die Muster dort messen können.

Nach Massey und Fraser erzeugt der Energiefluss im Körper ein strukturiertes quantenelektrodynamisches Feld, das auf mehreren Ebenen arbeitet. Das HBF ist dem biochemischen Geschehen übergeordnet und steuert als »Hauptkontrollsystem« das Geschehen im Körper auf atomarer Ebene über magnetische Vektoren. (44, S. 107)

Meißner vergleicht den Organismus mit einem Orchester: Jedes Mitglied spielt nur sein Instrument und seinen Part, weiß aber immer, wie das Stück insgesamt klingen muss, also was die anderen zu spielen haben, das heißt, er oder sie weiß auch, wann ein anderes Instrument falsch spielt! Genauso verhält es sich mit jeder einzelnen Zelle unseres Körpers. Das HBF entspricht dabei dem »Dirigenten«. Deshalb braucht man das gesamte Bild vom Körper, wenn man ihn heilen will.

Um Heilung zu erzielen, muss man die »Soll-Information« bereitstellen, also die Information des gesunden, harmonischen (Ordnungs-)Zustandes. Man gibt also gleichsam die fehlende Information wieder dazu! Ob man das durch Handauflegen macht, durch Homöopathie, informierte Tropfen oder Akupunktur, ist nach Meißner im Prinzip egal, es muss nur ins Bewusstsein eindringen. Auch Bewusstsein sieht er als Informationsfeld. Vielleicht ist es dieses Bewusstsein, das mit dem HBF zumindest teilweise identisch ist.

Doepp spricht von einem »Informationsäther«, der alles durchdringt und in sich hierarchisch geordnet ist. Ganz oben steht dabei das kosmische Bewusstsein. (20, S. 290)

Warnke fasst zusammen: »So wie ›Schwerkraft‹ die Eigenschaft von Massen ist, so ist ›Bewusstsein‹ die Eigenschaft von Informationen. Massen werden durch Schwerkraft, die ihnen über ein universelles Feld gegeben wird (Higgs-Feld), zu Massen. Informationen werden durch Bewusstsein, das ihnen über ein universelles Feld gegeben wird (vermutlich Dunkle Materie), zu Informationen. Massen und Informationen bauen uns auf. Für die Konstruktion und Funktion des Organismus beziehungsweise des Menschen muss eine Masse, zum Beispiel ein Enzym, ›wissen‹, was die anderen Massen, also Enzyme, machen. Alles ist aufeinander abgestimmt. Das geschieht durch Information. Ebenso muss eine Information weitere relevante Informationen erkennen und inhaltlich abfragen können. Nur so kann eine geregelte Organisation entstehen wie ein Organismus.« (78, S. 44) Nach Warnke ist Information der Urstoff des Universums. Und um Information zu erkennen, braucht man Bewusstsein. Es gibt deshalb nichts ohne Bewusstsein! (Vortrag auf der 55. Medizinischen Woche in Baden-Baden vom 27.10. bis 1.11.2023)

Man weiß schon lange, dass Atome und Moleküle bei der Absorption oder Emission elektromagnetischer Wellen schwingen. Das macht sich zum Beispiel die Spektroskopie zunutze, um Moleküle zu identifizieren. Auch Diagnose-Instrumente wie EKG und EEG arbeiten auf dieser Grundlage. Das komplexe Spektrum eines Moleküls, das aus bis zu Millionen von Atomen bestehen kann, ist seine elektromagnetische Signatur. Wie ein Fingerabdruck ist dieses Spektrum unverwechselbar und wird deshalb von Chemikern zur Identifizierung von Substanzen benutzt. (56, S. 117) Laut **Oschman** können Radioteleskope »die charakteristischen Signale von Molekülen selbst noch über eine Entfernung von Milliarden Lichtjahren entdecken«. (56, S. 181)

Diese charakteristische Schwingung eines Moleküls kann die gleiche Information übertragen wie die Chemikalie, das ist schon mehrfach experimentell demonstriert worden. »Jedes Molekül im

Universum [hat] eine einzigartige Frequenz, und die Sprache, in der es sich der Welt mitteilt, [ist] eine resonante Welle.« »Jedes Molekül unseres Körpers spielt eine Note, die überall in der Welt gehört« wird (45, S. 99), denn, »wie Fritz-Albert Popp angenommen hatte, sprechen die Moleküle über oszillierende Frequenzen miteinander. Es sieht so aus, als würde das Nullpunkt-Feld ein Medium erzeugen, das die Moleküle befähigt, über weite Entfernungen und praktisch augenblicklich miteinander zu kommunizieren.« (45, S. 112)

Die Geschwindigkeit ist hier das Entscheidende: Durch Diffusion kann eine Substanz nur wenige Zentimeter pro Sekunde zurücklegen, während ein elektromagnetisches Signal es auf 186 000 Meilen pro Sekunde bringt! Energetische Signale sind also wesentlich effizienter als biochemische. (41, S. 111)

Es würde hier zu weit führen, noch ausführlicher als oben beschrieben den holographischen Aspekt des Universums zu behandeln, der es ermöglicht, dass jeder noch so winzige Teil der in Wellen verschlüsselten Information das gesamte Bild enthält. **McTaggart** nennt die Holographie »eine praktische Abkürzung für Wellen-Interferenzen – die Sprache des Nullpunkt-Feldes«.[46] Sie sagt: Wenn im Nullpunkt-Feld »durch Welleninterferenzen alles eingeprägt [ist], was sich je in der Welt ereignet hat«, könnte es »eine Art nichtbiochemisches ›Gedächtnis‹ im Universum darstellen«. (45, S. 69)

Das liegt nicht so fern, wenn man sich in Erinnerung ruft (s. o.): »Wenn zwei Wellen zusammengetroffen sind, enthält jede von ihnen zusätzlich zu allen anderen Informationen auch Angaben in Form einer energetischen Kodierung über die jeweils

46 Genaueres s. 45, S. 131ff; es geht hier u.a. darum, dass das Gehirn offensichtlich nach den Gesetzen der Quantentheorie arbeitet und wie Wahrnehmung sowie das Abspeichern von Erinnerungen funktioniert.

andere Welle. Interferenzmuster verfügen über einen ständig wachsenden Informationsgehalt, und Wellen haben eine nahezu unbegrenzte Speicherkapazität. Wenn alle subatomare Materie in der Welt ständig mit diesem sie umgebenden Feld der Urenergie in Wechselwirkung steht, dann enthalten die Wellen des Nullpunkt-Feldes stets umfassende Informationen über die Form von allem, was existiert. Als Verkünder oder Träger aller Wellenlängen und Frequenzen ist das Nullpunkt-Feld eine Art zeitloser Schatten des Universums, ein Spiegelbild oder ›Fingerabdruck‹ von allem, was je existiert hat. In gewisser Weise ist das Vakuum der Anfang und das Ende von allem im Universum.« (45, S. 53)

Im Rahmen von **Bohm**s impliziter Ordnung »falten verschiedene Energien wie etwa Licht, Schall usw. unaufhörlich in jedem Abschnitt des Raumes Information ein, die im Prinzip das gesamte materielle Universum betrifft«. In dieser eingefalteten Form können unsere Sinnesorgane sie wahrnehmen. (8, S. 256)

Der Arzt **Markus Peters** spricht in einem Vortrag über die neuen Erkenntnisse zum Thema Herz darüber, dass die Herzraten-Variabilität »eine Menge Geheimnisse« verrät. So lassen sich zum Beispiel die verschiedenen Gefühle daran ablesen. Die zahlreichen Rhythmen, denen unser Körper unterliegt, sind freischwingend miteinander gekoppelt, und man kann sie einzeln daraus herausrechnen. Unter anderem lässt sich ermitteln, in welchem Zustand sich das vegetative Nervensystem befindet. Was aber noch wesentlich interessanter ist, sind folgende Messungen: Es gehen mehr Informationen vom Herz zum Hirn als umgekehrt! Aus dem EEG, der Hirnstromkurve, kann man das EKG herausrechnen. Wenn ich jemand anderem die Hand auf die Schulter lege, kann man aus seinem EEG natürlich sein eigenes

EKG herausrechnen – *aber auch meines!* Und in meinem EEG mein EKG, *aber auch seines!* Dieser Effekt ist auch noch nachweisbar, wenn die Menschen sich nicht mehr berühren. Es scheint so, dass im Umkreis von mehr als einem Meter diese Wirkung noch nachweisbar ist. Man stelle sich vor, man steht in einer vollen Straßenbahn – man bekommt den Stress aller anderen Mitreisenden mit!

Das Herzfeld ist in erstaunlichem Abstand noch messbar. Leukozyten reagieren in zwölf Kilometer Entfernung, wenn der Mensch, aus dessen Blut sie stammen, gestresst wird. Das geht auch in noch weiterer Entfernung. Die Wirkung von Gefühlen auf die DNA ist in über 563 Kilometern Entfernung noch messbar! Die Kommunikation zwischen Menschen scheint weltweit zu funktionieren. Die Wirkung erfolgt auch sofort, ist also nicht zeitabhängig.

Haffelder wies nach, dass ein Muster, welches im Moment der Medikamentenverordnung im Kopf eines Therapeuten entsteht, bei Einnahme des Medikamentes auch im EEG des Patienten nachweisbar ist, und zwar unabhängig davon, ob ein Patient-Arzt-Kontakt stattgefunden hat oder nicht. (82, S. 52)

Experimente von **Rollin McCraty** zeigen, dass der Geist konstant mehrere Sekunden in die Zukunft hinein scannt. Das Gehirn reagiert einige Sekunden, *bevor* ein Bild gezeigt wird, und das Herz sogar sechs Sekunden vorher, also noch früher als das Gehirn! Also reagiert zuerst das Herz und informiert dann das Gehirn! Diese Versuche sind inzwischen wiederholt worden mit dem Ergebnis, dass Reaktionen bis zu 30 Sekunden vorher zu verzeichnen waren. *Zu diesem Zeitpunkt hat das randomisierende Verfahren des PC noch gar nicht entschieden, welches Bild als Nächstes gezeigt wird!* Das Herz ist offenbar verbunden mit einem Feld, mit einer Welt jenseits der Gesetze von Raum und Zeit. Es scheint, so die Schlussfolgerung **Oschmans**, an ein subtiles Feld angeschlossen zu sein, das Informationen über zukünftige Ereignisse enthält. (55) Wenn es Raum und Zeit jenseits der vierten Dimension nicht gibt, dockt unser Geist vielleicht an diesen riesigen Informationspool des Universums an in einer Dimension jenseits derer, in der die Zeit eine Rolle spielt.

Wenn das möglich ist, warum funktioniert dann noch nicht einmal die Nachrichtenübertragung zuverlässig im Körper?

Oschman beschreibt vollständige Gesundheit als eine »durch die lebende Matrix und die mit ihr verbundenen Wasserschichten vermittelte umfassende, kontinuierliche Verbundenheit zwischen allen Teilen des Organismus«. Diese Verbundenheit kann durch körperliche oder seelische Traumata gestört werden mit der Folge, dass der Informationsfluss unterbrochen wird. Diese Trennungen innerhalb des Netzwerkes sind es, die dann durch Impulse von außen korrigiert werden müssen, egal ob durch Geräte oder Therapeutenhände, sodass die Kommunikation im Gesamtsystem wieder funktioniert. (56, S. 83)

Wie genau diese Unterbrechung durch Traumata geschieht, erklärt Oschman an dieser Stelle nicht. Nach meiner Auffassung bewirken Schocks eine zuerst kurze, je nach Intensität und Erinnerungen an vorherige ähnliche Erlebnisse aber auch langfristige Starre. Es ist ein plötzliches Innehalten, das den Informationsfluss unterbricht und meist auch mit einem kurzen Anhalten des Atems einhergeht, bis man auf eine (vermeintliche) Gefahr reagieren kann, und wenn man nicht sofort eine Lösung findet, bleibt die zurückhaltende Vorsichtigkeit, die den vorher da gewesenen (Lebens-)Fluss verlangsamt oder ganz zum Stillstand bringt, bestehen. Davon ist jede Zelle betroffen, weil immer das Gesamtsystem die Situation wahrnimmt und darauf reagiert.

Man braucht sich nur vorzustellen, dass man sich an einem Finger verbrennt: Man zuckt sofort zurück, und zwar mit dem gesamten Körper, selbst wenn die Füße da stehen bleiben, wo sie waren. Bei der unerwarteten Begegnung mit etwas, das gefährlich erscheint, geht das System sofort auf »Stopp« – bis es weiß, ob Angriff oder Flucht angesagt ist, oder sich etwas als harmlos entpuppt.

Ein solches schlagartiges Erstarren betrifft auch den gesamten Energiefluss im Körper. Damit ist die Kommunikation der Systemteile untereinander eingeschränkt, und je nach Stärke des Schocks bleibt sie es mehr oder weniger lange.

Je nach Art des traumatischen Erlebens ist ein bestimmtes Organ oder ein Körperteil betroffen. Die chinesische Medizin kennt solche Zuordnungen bestimmter Themen zu den einzelnen Organfeldern schon lange, und auch bei uns gibt es seit Längerem Veröffentlichungen darüber (s. z.B. Dahlke, Hay, Stelzl, Hamer). Was dann jeweils individuell zutrifft, kann man testen, kinesiologisch, mit der Einhandrute oder auch mit computergesteuerten energetisch testenden Programmen.

»Krankheit« allgemein wird in der energetischen Medizin meist verstanden als die Folge gestörter Informationsmuster, und diese Störung kommt eben dadurch zustande, dass Teile vom systemübergreifenden Informationsfluss abgeschnitten sind. Durch Schocks oder andere disharmonische geistige Muster treten Verschiebungen auf, die das im gesunden Zustand ausbalancierte Gleichgewicht aus dem Lot bringen. Die interne Information funktioniert dann nicht mehr so, wie sie sollte, und die zahlreichen Antennen, die der Körper für die Informationsaufnahme äußerer unterstützender Einflüsse hat, sind nicht mehr resonanzfähig. Wie **Appelt** eindrucksvoll belegt, ist das Problem bei Symptomen meist die fehlende Resonanzfähigkeit für heilende Frequenzen, denn die Natur stellt diese Frequenzen dauernd zur Verfügung![47]

Oschman sagt dazu: »Die wissenschaftliche Grundlage der Schwingungsmedizin ist ganz einfach: Bei Krankheit und Störungen verändern sich die elektromagnetischen Eigenschaften von Molekülen, Zellen, Geweben und Organen. Neben den Steuerungssystemen, die Physiologen vertraut sind und von ihnen untersucht wurden, hat der Mensch noch ein elektromagnetisches Netzwerk. Alte Methoden wie die Akupunktur kennen, verstehen und benutzen diese Systeme, um Menschen zu behandeln. Jetzt ist auch die moderne Forschung im Begriff, biophysikalische Mechanismen und elektromagnetische ›Sprachcodes‹ zu entschlüsseln.« (56, S. 127)

»Harmonie« im Organismus ist ein sehr dynamisches Geschehen. Nicht umsonst messen viele feinstofflich testende Messgeräte die Fähigkeit verschiedener Körperbereiche, auf einen Störreiz zu reagieren und sich danach wieder im Sollbereich einzupendeln. Dieser Sollbereich hat eine gewisse Spanne, innerhalb derer man von einem gesunden Zustand des entsprechenden Organs spricht. Schießt die Reaktion über eines der beiden Enden dieses Sollbereiches hinaus und kehrt nicht wieder von selbst in Kürze dorthin zurück, wird das Geschehen krankhaft. Oft sind Krankheiten (vor allem die chronischen) auf eine Regulationsstarre im System zurückzuführen. Es gilt, die einzelnen Körperfunktionen wieder in eine dynamische Balance zu bringen, durch die sich Gesundheit auszeichnet. Dazu müssen die Blockaden gelöst werden, die diese Balance stören. Das ist teilweise von Geräten messbar, es gibt aber auch verschiedene Möglichkeiten, gezielt Heilimpulse zu setzen;

47 S. z.B. Christian Appelt, der in seinem Vortrag »SuperTuning – Heilung mit der Health Matrix« viele natürliche Frequenzen aufführt, die den Körper bei der Harmonisierung unterstützen können (Erdrotation, Mondzyklen …)

deshalb der Name »Regulationsmedizin« (s. o.). Genesungszeiten können dadurch meist erheblich verkürzt werden.

Festzuhalten ist, dass es zum einen spezifische Frequenzen gibt, über die einzelne Schwingungen wirken können – hier besteht dann die Information aus der richtigen Einzelfrequenz – und zum anderen spezifische Schwingungsmuster, die durch Überlagerung einzelner Frequenzen entstehen. Hier ist die Information im komplexen Muster enthalten. Wenn jemand oder etwas (wie eine bestimmte Körperstruktur) eine spezifische Schwingung *erkennt*, enthält sie für ihn eine Information. Wenn sie nicht erkannt wird, wie zum Beispiel bei einer Fremdsprache, die man nicht versteht, enthält sie für denjenigen bzw. dasjenige natürlich auch keine Information. Der Empfänger muss also mit dem Gesendeten in Resonanz treten können! Und genau deshalb lässt sie sich auch nicht als absolute Form objektivieren (s. Held am Anfang dieses Kapitels).

Nach **Petry** besitzen Informationen skalaren und nicht elektromagnetischen Charakter. »Da Skalarfelder Bestandteil jeder Materie sind, [...] ist jeder Stoff programmierbar.« (58, S. 37)

Für die Skalarwellen ist wohl **Meyl** der Spezialist, zu dessen Wirbelmodell unten noch mehr gesagt wird. Er definiert Information als »eine Struktur elektromagnetischer Wechselfelder« und hebt damit die Trennung auf, die Norbert **Wiener** mit seiner Aussage vorgenommen hat, dass Information weder Energie noch Materie ist. Nach Meyl wird Information von elektromagnetischen Wirbeln erzeugt. Während die elektromagnetische Welle »allein der Vermittlung von Information und Energie« dient, können Wirbel, die durch Einrollen dieser Wellen zustande kommen, »in zwei zueinander dualen Ausbildungsformen« vorkommen, und dieses »Dualitätsprinzip bildet wiederum die Voraussetzung für die Entstehung von Information«. Träger der Information ist also der Wirbel! Wirbel können in unterschiedlichen Konfigurationen, Kombinationen und Modulationen vorliegen und haben »frequenzwandelnde Eigenschaften« auf ihr Umfeld. (52, S. 185)

Oschman geht in seinem Buch *Energiemedizin* auf weitere wichtige Parameter zum Thema Information und Informationsübertragung im lebenden Organismus ein, auf die ich wenigstens kurz hinweisen möchte (die genaue Erklärung findet sich jeweils auf den angegebenen Seiten):

- Proteine sind Halbleiter. Halbleiter sind wegen der genauen Kontrollierbarkeit ihrer Leitfähigkeit »der Stoff, aus dem unsere modernen elektronischen Geräte und Computer gemacht sind«. Und nicht nur Proteine haben diese Eigenschaft, sondern »praktisch alle Moleküle der lebenden Matrix«. Die Kommunikation zwischen ihnen funktioniert über das elektromagnetische Feld, das heißt, die Moleküle müssen sich dazu nicht berühren! Hierbei spielt Wasser eine bedeutende Rolle. Genauer: »Alle Fasern der lebenden Matrix in und außerhalb der Zellen und Zellkerne sind von einer strukturierten Wasserschicht umgeben, die als getrennter Kanal für die Kommunikation und Energieflüsse genutzt werden kann. Während Elektronen durch Fasern fließen (Elektrizität), fließen Protonen durch die Wasserschicht.« (56, S. 54)
- Die bindegewebige Hüllschicht um die Nerven (Perineurium) arbeitet mit Gleichstrom und ist, wie **Becker** nachgewiesen hat, ein Kommunikationssystem. Sie baut unter anderem den sogenannten Verletzungsstrom auf, der die Heilung von Verletzungswunden steuert. Das Perineurium reagiert empfindlich auf Magnetfelder (»transversaler ›Hall-Effekt‹«), was vermuten lässt, dass es auch ein Halbleiter ist. (56, S. 54f)

- Für die Biomedizin wichtig ist auch das »Tensegrity«-Konzept[48], das **Ingber** auf das Zytoskelett und generell auf Körperstrukturen anwendet. Es geht dabei darum, dass auf die »Gerüstspannung« der Moleküle physikalische Kräfte einwirken, die eine biochemische Steuerungsfunktion haben. Wenn man sich die hierdurch entstehenden Verbindungen zwischen den einzelnen Körperteilen anschaut, wird klar, dass Einwirkungen auf einen Teil sich netzartig auf alle anderen auswirken. Es entsteht dadurch sowohl ein mechanisches als auch ein »Schwingungskontinuum«; so ist die »strukturelle Integrität« des Gesamtsystems gewährleistet. (56, S. 56ff)
- Es gibt zahlreiche Belege für sehr gute Heilungserfolge durch elektrische und magnetische Felder (z.B. mit der »Pulsierenden Elektromagnetfeld-Therapie«, PEMF, bei der Knochenheilung; ähnliche Felder scheinen von Heilerhänden auszustrahlen). Generell scheinen mit Magnetfeldern Reparaturvorgänge im Körper angestoßen werden zu können, selbst nach langer Stagnation des Heilungsprozesses. Dabei sprechen die verschiedenen Gewebe spezifisch auf verschiedene Pulsfrequenzen an. (56, S. 67ff)
- Die Hirnwellen reagieren offenbar (in sog. Freilauf-Phasen) auf terrestrische und extraterrestrische Rhythmen, weshalb wir möglicherweise »unsere Definition von ›Information‹ im Zusammenhang mit Heilung erweitern« müssen. (56, S. 101)
- Moleküle verdrehen sich, wenn sie ihren Reaktionspartner finden, und in der anderen Form senden sie andere Frequenzen aus als in der nicht aktiven Form. So wird die Umgebung darüber benachrichtigt, was passiert, und auch das Molekül

48 Das Tensegrity-Konzept wurde ursprünglich von R. Buckminster Fuller entwickelt (S.A. Pugh »An introduction to tensegrity«, University of California Press, Berkeley 1976).

selbst wird empfänglich für andere Schwingungen als vorher (sein Resonanz-Spektrum ist folglich variabel). Es handelt sich also nicht um ein einfaches Schlüssel-Schloss-Modell, wie es meist dargestellt wird. Oschman geht sogar so weit zu sagen, dass »der direkte physische Kontakt zweier Moleküle [...] auf atomarer Ebene [...] weniger Bedeutung [hat] als ihr energetischer Austausch«. (56, S. 121ff)

- Teilweise wirken schwächere Felder intensiver als starke, das heißt, die Reaktionen des Organismus entsprechen nicht der Stärke des Reizes. Vielmehr gibt es spezifische »Frequenz- und Intensitäts-›Fenster‹«. (56, S. 162)

Es ist also sehr komplex, was hier alles zusammenwirkt! Oschman betont, dass es sich bei den beobachtbaren Phänomenen nicht um subtile Phänomene handelt, »sondern um Erscheinungen, die im großen oder sogar riesigen Maßstab auftreten«, und ihre Wirkungen sind alles andere als »trivial«! (56, S. 55) »Mit jedem Herzschlag, jedem Atemzug, jeder Emotion wird ein charakteristisches elektromagnetisches Feld erzeugt, das durch die lebende Matrix bis in weiter entfernte Zellen und Gewebe wandert. Im Endergebnis führt das zur Koordination, Integration und gegenseitigen Verflochtenheit der Körperprozesse.« (56, S. 174) So kommt dieses ganzheitliche Körpersystem zustande, dessen Funktionieren bis vor Kurzem – Biologiestudium hin oder her – sicher nicht nur für mich letztlich nicht vorstellbar war.

Kohärenz

Als Kohärenz bezeichnet man die »phasengleiche Ausrichtung eines frequenzgleichen Strahlenbündels«, das heißt, die Wellen haben nicht nur die gleiche Frequenz, sondern schwingen auch in derselben Phase. Damit einher geht ein wesentlich höherer Ordnungsgrad. (29, S. 91) Kohärentes Verhalten verstärkt die möglichen Effekte enorm. Anschaulich wird das, wenn man sich den Unterschied zwischen normalem und Laserlicht vor Augen führt: Durch die gebündelten, synchron schwingenden Lichtstrahlen wird eine enorme Energie erzeugt, indem einzelne, allein wenig energiereiche Elemente miteinander gekoppelt werden. Es entstehen völlig neue Eigenschaften von Licht, die vorher unmöglich schienen. Auch das Körperwasser kann durch kohärentes Verhalten laserartige Eigenschaften entwickeln und so vermutlich Informationen speichern. Oschman verweist hier auf die Forschungen zum Wassergedächtnis.[49]

Für **Fischer** sind mit dem Begriff »Energie« in der Energie-Medizin eigentlich Kohärenzen gemeint, weil sie die stoffliche

49 Benveniste (34, S. 181f, 231f), Del Giudice und Preparata, (34, S. 120)

Ordnung organisieren. Mit anderen Worten: »Energie-Medizin« ist der Versuch der Einflussnahme auf das Kohärenz-Geschehen im Körper. (24) Wie Bohm geht Fischer davon aus, dass die Gestaltbildung von der nächsthöheren »Holarchie-Ebene« aus gesteuert wird (s. u.).

Popps Forschungen zu Biophotonen belegen, dass 1 Photon 1 Milliarde Reaktionen pro Sekunde auslösen kann. Licht hat deshalb eine enorme Fähigkeit, Kommunikation mit höchster Geschwindigkeit zu vermitteln. Entscheidend für die dazu erforderliche Präzision ist die Kohärenz der Biophotonen, das heißt die phasengleiche Ausrichtung eines frequenzgleichen Strahlenbündels, wie sie für den Laserstrahl typisch ist (29, S. 91). Das bedeutet, dass für die Kommunikation nicht viele Photonen erforderlich sind. (60)

Man geht inzwischen davon aus, dass mehr als 100 000 chemische Reaktionen pro Sekunde in jeder Körperzelle nur durch ein übergeordnetes »Biophotonenfeld« gesteuert werden können. Die Körpertemperatur müsste wesentlich höher sein (ca. 500 °C), wenn man die Geschwindigkeit der im Organismus stattfindenden biochemischen Reaktionen allein mithilfe der Thermodynamik erklären wollte. Viele der Reaktionen in Lebewesen laufen sehr viel schneller ab, als es im Reagenzglas beobachtbar ist. Das ist nach Popp deshalb möglich, weil lebende Systeme nicht unter den Bedingungen des thermischen Gleichgewichts funktionieren, sondern ihre biochemischen Reaktionen im kohärenten Biophotonenfeld stattfinden. Dieses Feld beschleunigt die Reaktionsgeschwindigkeit stark und reguliert generell alle biochemischen Reaktionen, das heißt, es kann sie sowohl aktivieren als auch hemmen. (29, S. 122f; vgl. 5, S. 260) Es ist nach **Bischof** experimentell belegt, dass Biophotonen sogar noch einen wesentlich höheren Kohärenzgrad erreichen als technisch erzeugte Laser. (5, S. 426)

Dadurch sind nicht nur die verschiedenen Moleküle miteinander gekoppelt, sondern die Felder aller einzelnen Zellen, wodurch nach **Ludwig** ein gemeinsames Biophotonenfeld für den gesamten Organismus entsteht. Es steuert alle Lebensvorgänge und ist ein »holographisches Feld stehender Wellen«, das heißt, dass die Photonen in gleicher Phase und gleicher Frequenz schwingen (42, S. 155).

Nach **McTaggart** bedeutet in der Quantenphysik »Quantenkohärenz, dass subatomare Partikel fähig sind, miteinander zu kooperieren. Diese subatomaren Partikel haben nicht nur Kenntnis voneinander, sondern sind über gemeinsame elektromagnetische Felder so eng miteinander verknüpft, dass sie miteinander kommunizieren können. Sie sind wie eine Vielzahl von Stimmgabeln, die alle beginnen, miteinander zu schwingen. Während die Wellen in Phase kommen, also synchron schwingen, fangen sie an, sich wie eine riesige Welle oder ein riesiges subatomares Partikel zu verhalten.« So ermöglicht Kohärenz Kommunikation. »Sie ist wie ein subatomares Telefonnetzwerk. Je besser die Kohärenz, desto feiner das Telefonnetzwerk, und desto feinere Wellenmuster verfügen über einen Telefonanschluss.« (45, S. 77)

Auch **Oschman** geht davon aus, dass kohärente Vibrationen die Kooperation der einzelnen Elemente ermöglichen und dessen Wachstums-, Reparatur- und andere Vorgänge so koordinieren, dass der Organismus als Ganzes funktioniert. (56, S. 55f)

Realität

Es stellt sich die Frage, was angesichts der neuen Erkenntnisse eigentlich unter »Realität« zu verstehen ist. Das, was wir als »die Wirklichkeit« wahrnehmen, ist jedenfalls weit von dem entfernt, was die Physiker beschreiben. Ich erinnere an das Standardmodell der Kosmologie, nach dem das Universum nur zu etwa 4 Prozent aus »gewöhnlicher Materie« besteht (s. o.). Es gibt viel Energie in nicht-materialisierter Form, und ein Teil davon sind auch unsere Gedanken – nicht nur die bewussten, sondern auch die unbewussten.

Man vergegenwärtige sich noch mal: Es gibt das sogenannte Nullpunkt-Feld mit seinem riesigen Energiereservoir. Das, was wir als leeren Raum wahrnehmen, ist »subatomar ausgedrückt, ein Bienenstock voller Aktivität. [...] Die Ursache dieser unberechenbaren Bewegungen sind die energetischen Fluktuationen des Vakuums, die ständig mit allen subatomaren Teilchen interagieren.[50] [...] Was wir für unser stabiles, statisches Universum halten,

50 Genauer: »Nach Heisenberg, der 1927 die Unschärferelation entwickelte, ist es unmöglich, alle Eigenschaften eines Partikels wie seine Position und seine Bewegungsenergie zur gleichen Zeit zu kennen, weil es anscheinend eine Art natürlicher Fluktuation gibt. Der Energiezustand eines beliebigen bekannten Partikels

ist in Wirklichkeit ein schäumender Strudel subatomarer Teilchen, die ständig wie Gischttropfen in die materielle Welt eintreten und wieder in das substanzlose Energiemeer des Raumes zwischen den Teilchen zurückfallen. […] Alle Elementarteilchen [stehen] in Wechselwirkung miteinander, indem sie Energie durch andere Quantenpartikel austauschen, von denen man annimmt, dass sie aus dem Nichts kommen, sich in unvorstellbar kurzer Zeit – 10^{-23} Sekunden, um genau zu sein – miteinander verbinden und sich gegenseitig aufheben, wobei sie zufällige Energiefluktuationen ohne eine erkennbare Ursache erzeugen. Diese fluktuierenden Partikel, die in diesem kurzen Moment erzeugt werden, bezeichnet man als ›virtuelle Partikel‹. Sie unterscheiden sich von realen Partikeln, weil sie nur existieren, während der Energieaustausch stattfindet – in der Zeit der ›Unschärfe‹, die durch die Unschärferelation ermöglicht wird.« (45, S. 41ff) Hierzu sei noch einmal gesagt, dass virtuelle Partikel – zumindest wird das bisher behauptet – nicht messbar sind! (s. z.B. Bischof; vgl. auch Warnke)

Diese nicht erkennbare Ursache könnte der Geist bzw. das Bewusstsein sein, das durch Absichtsbekundung bzw. seine Erwartungshaltung bewirkt, wo hinein (in welche Verwirklichung von Potentialitäten) die Energie fließt, die da zur Verfügung gestellt wird. Auch **McTaggart** hält es für »möglich, diese Fluktuationen irgendwie durch einen Akt des Willens zu organisieren«. (45, S. 69)

Je gezielter die Absicht ist, umso eher geschieht diese Verwirklichung. Das hat wiederum mit Kohärenz zu tun, durch die ungeordnete Energien gezielt gebündelt werden (s. o. das Beispiel

---

kann nicht genau bestimmt werden, weil der sich ständig verändert. Ein Teil der Unschärferelation legt außerdem fest, dass kein subatomares Partikel vollkommen zur Ruhe gebracht werden kann, sondern jedes stets eine winzige Restvibration behält. Den Wissenschaftlern ist schon lange klar, dass diese Fluktuationen für das unvermeidliche Rauschen in einem Mikrowellenempfänger oder in elektronischen Schaltkreisen verantwortlich sind und die Möglichkeiten zur Verstärkung von Signalen begrenzen.« (45, S. 45f)

Laser). Dieser Prozess wird als »Superstrahlung« bezeichnet und kann zum Beispiel durch Meditation unterstützt werden. (45, S. 115, 210, 307)

Treugut sieht die Vakuum- oder Nullpunkt-Energie als »Kontinuum aus fluktuierenden virtuellen Teilchen, das als Informationsfeld wirkt und alles bestimmt, was in die physikalische Realität als vektorielle Energie oder Materie eintritt. [...] Realität wird angesehen als ein durch Anregung des Vakuums dynamisierter Teil des allumfassenden Bewusstseinszustandes«, wobei das Bewusstsein seiner Auffassung nach mit den Skalarfeldern in Wechselwirkung steht. (67, S. 8)

Hier wäre es interessant, die *Superstring-Theorie* in die Überlegungen mit einzubeziehen, für die die verschiedenen Elementarteilchen nur als »verschieden« *erscheinen:* Nach dieser Theorie sind die sogenannten Strings (englisch für Saite) die elementaren Objekte. Sie werden laut Wikipedia – anders als im herkömmlichen Modell, in dem Elementarteilchen mathematisch als nulldimensionale Punkte gelten – als »fundamentale Objekte mit eindimensionaler räumlicher Ausdehnung angenommen« in Größenordnung der Plancklänge, wo die Effekte der Quantengravitation wirksam werden. Sie vibrieren auf unterschiedlichen Energieleveln. Die Vibrationszustände und die Struktur dieser winzigen Strings lassen sie als die verschiedenen »Elementarteilchen des Standardmodells der Elementarteilchenphysik erscheinen. Zum Beispiel würde ein Schwingungszustand des Strings mit einem Photon assoziiert werden, ein anderer Zustand mit einem Quark.« Das Verlockende an dieser Theorie ist, dass sie einen großen Schritt in Richtung auf die Vereinheitlichung der bisher bekannten Fundamentalkräfte schafft, aber bisher »reproduziert noch keine bekannte Lösung dieser Theorie genau die Vielzahl von Teilchen, die das Standardmodell kennt«.

Es gibt verschiedene String-Theorien, von denen einige davon ausgehen, dass es sowohl offene als auch geschlossene Strings gibt. Eine Annahme besagt, dass »die Schwingung mit der niedrigsten Energie eines offenen Strings ein Tachyon«[51] darstellt und andere Schwingungsmodi die Eigenschaften von Photonen oder Gluonen haben. (Wikipedia)

Für unsere persönliche »Wirklichkeit« – also das, was uns in unserem Leben widerfährt, egal ob in materieller oder immaterieller Form – wirkt das geistige Gesetz der Resonanz. Gemäß diesem ziehen wir das in unser Leben, was unseren bewussten und unbewussten Überzeugungen entspricht. Man geht davon aus, dass unsere unbewussten Anteile mindestens 90 Prozent unseres Gesamtbewusstseins ausmachen, und aufgrund meiner eigenen Arbeit kann ich nur bestätigen, dass die im Unterbewussten schlummernden Programme zahlreich sind. Sie sind oft Verhinderer für das, was wir uns bewusst wünschen, und erst wenn die alten emotionalen »Ladungen« darauf gelöst sind, hört die Resonanz zu den Verhinderern auf. Dann kann man sich klar auf das ausrichten, was man bewusst gewählt hat. Hier wie im Fall von noch wirkenden Blockaden gilt: Je stärker die Emotion (die Ladung), umso wirksamer die Anziehung, egal ob es sich um positive oder negative Emotionen handelt. Es wird das angezogen, was auf der Frequenz liegt, mit der man »sendet«.

---

51 Wagner beschreibt die Tachyonenenergie nach Bischof als »die Form, in der die Nullpunktenergie zugänglich wird«. Seiner Ansicht nach können Lebewesen nicht direkt auf die Nullpunktenergie zugreifen, sondern benötigen dazu die Tachyonen, »die als kondensierte Form der Vakuumenergie die energetische Brücke zwischen dem Virtuellen und dem Aktuellen« bilden. Die Nullpunkt-Energie liefert die Energie für die morphogenetischen Felder. »Die Verbindungsglieder zwischen den morphogenetischen Feldern und dem physischen Körper seien wiederum die Biophotonen. Die Tachyonen besitzen nach Wagner weder Schwingung noch Spin oder Frequenz, würden aber sämtliche Frequenzen und anderen Eigenschaften enthalten.« (7, S. 364)

So weit zur »persönlichen Realität« des Individuums; zurück zur physikalischen:

Entsprechend seinem Modell der impliziten Ordnung definiert **Bohm** Realität als »ein bruchloses Ganzes, das das gesamte Universum mit all seinen ›Feldern‹ und ›Teilchen‹ umfasst« (das, was er mit »Holomovement« umschreibt).[52] Alle »Sub-Totalitäten«, die man beobachten kann, sind daraus abstrahiert und besitzen nur eine relative Autonomie. (8, S. 246) Alles, was es gibt, entstammt einer einzigen Totalität, wobei es eine »höherdimensionale Grundlage« für alles gibt. (8, S. 269f)

Auch die wahrgenommene Stabilität ist relativ, was die östlichen Philosophien schon immer behauptet haben: Alles ist Maya bzw. Illusion, weil es uns als getrennt voneinander erscheint, aber in Wirklichkeit alles mit allem verbunden ist. Die Form der scheinbar voneinander getrennten Dinge (der »Sub-Totalitäten«) entsteht nach Bohm durch die »Projektion« aus einer »höherdimensionalen Realität« (8, S. 245), »die in die niedrigerdimensionalen Elemente hineinprojiziert«. Auch Bewusstsein und Körper sind für ihn auf dieser höherdimensionalen Grundlage eine Einheit. (8, S. 269f) Die Bewegung, die stattfindet, ist »eine Beziehung von bestimmten Phasen dessen, *was ist*, die sich auf unterschiedlichen Einfaltungsstufen befinden. Aus dieser Vorstellung folgt, dass das Wesen der Realität im Ganzen in der obigen Beziehung zwischen den verschiedenen Phasen auf unterschiedlichen Entwicklungsstufen besteht.« (8, S. 263) »In einer tieferen Hinsicht faltet alle Materie in unseren Körpern von Anfang an das Universum auf irgendeine Weise ein« (das heißt, konkretisiert sie aus dem großen Feld der Möglichkeiten). (8, S. 256) Er erklärt

52 Dieses »Holomovement« findet nach Bohm parallel in den verschiedenen Dimensionen statt.

denn auch, man könne die implizite Ordnung ebenso gut »Geist« nennen. (67, S. 305)

Bohm stellt im Übrigen genau die Unterschiede von Quanten- und Relativitätstheorie und die Implikationen der neuen Erkenntnisse für unsere Vorstellungen von Raum und Zeit dar. Am besten wäre es, sein Buch selbst zu lesen, was aber nicht so einfach ist, da es derzeit leider nur antiquarisch erstanden werden kann.

Warnke stellt eine Theorie darüber auf, in welchen Stufen die Dinge von der Möglichkeit im Vakuumfeld in die Realität gelangen. Zur Erinnerung: »Alles, was wir Menschen als Realität bezeichnen, muss durch Informationsherstellung und mithilfe bereits bestehender Information von einer virtuellen Energie im masselosen Raum (Vakuum) in eine konkrete Kraft umgewandelt werden. In unserer Raum-Zeit-Welt kann nichts existieren, das diesen Prozess nicht durchlaufen hat.« Das Umschalten von der Virtualität in die Realität erfolgt durch ein Bewusstsein, das Sinn und Bedeutung verleiht. Es beginnt im

- »Meer aller Möglichkeiten«, dem Vakuum, in dem alle Möglichkeiten in Form von
- Superposition vorliegen. Alle übereinander gelagerten Wellenfunktionen bilden eine
- Kohärenz, »die rein virtuell eine universelle Ordnung schafft«, indem sie festlegt, welche möglichen Zustände durch die Wellenfunktionen erlaubt sind,[53] und durch Bewusstsein folgt eine
- Festlegung auf *eine* der Möglichkeiten. Sie bewirkt den
- Kollaps der Wellenfunktion mit der Folge der
- Dekohärenz und damit »Schaltung« in die Realität.

53 Das hat schon Schrödinger 1926 so formuliert (nach Warnke 49, S. 137).

Erst »danach werden die Gesetze der klassischen Physik wirksam«, denn »messen kann man nur, was mit der Messapparatur Energie austauscht und zu Kräften an Massen umgestaltet werden kann«. »Immer größer werdende Massen unterliegen immer stärker der Kausalität und nicht mehr der statistischen Möglichkeit, der Virtualität, und werden daher von der klassischen Physik behandelt.« (79, S. 76, S. 127 u. S. 137)

Die Antwort auf die Frage, in welchem Stadium des Beobachtungs-/Messprozesses der Kollaps der Wellenfunktion stattfindet, lautet: »Wenn sich ein menschliches Wesen einer Beobachtung/Messung bewusst wird.« (79, 202ff)

Das alles wird noch wesentlich komplizierter, wenn man sich mit der Quantenfeldtheorie von **Burkhard Heim** beschäftigt. Das ist allerdings auch das umfassendste Modell, das wir haben. Der deutsche Physiker Burkhard Heim (1925 – 2001) entwickelte seine einheitliche Quantenfeldtheorie in 64 Gleichungen. Heim unterteilt den 3-D-Raum in Organisationszustände.

Sein Modell umfasst zwölf Dimensionen, wobei die ersten vier das Raum-Zeit-Kontinuum beschreiben und fünf bis zwölf den »Hyperraum«. Die achte Dimension entspricht der Seele, die neunte dem freien menschlichen Willen, und die höchste entspricht Gott, der Urquelle, bzw. dem Weltengeist. Die grobstoffliche und vergängliche Materie der Dimensionen eins bis vier wird von dort gesteuert bzw. »energetisch-feinstofflich« organisiert.

Jeder Mensch ist nach Heim »gleichzeitig Beobachter und Akteur. Er beeinflusst mit seinem Bewusstsein also in jedem Moment und in jeder Hinsicht Umwelt und Umfeld als kreativer Schöpfer.« (64, S. 33f)

Heim selbst bezeichnet Teile des Hyperraums als »energetisch bedingt« bzw. »definiert«. Und er sagt: »Das, was wir als Materie bezeichnen, unterliegt einem Wirkprozess, der von den geistigen Dimensionen gesteuert wird. Von der Entstehung bis zur Steuerung der materiellen Welt entspringt alles den geistigen Dimensionen.« (30)

Wenn Sie jetzt glauben, dass Sie es mit einem »Esoteriker« zu tun haben in dem Sinne, dass er nicht auf dem Boden der Naturwissenschaft steht, dann werden Sie von **Broers** eines Besseren belehrt. Er beschreibt die Reaktionen auf dieses Modell: »Als er 1979 und 1984 seine revolutionäre Theorie in zwei umfangreichen Büchern veröffentlichte, wollte niemand glauben, dass Heim den ›Heiligen Gral‹ der Naturwissenschaft entdeckt hatte: die einheitliche Masseformel.« Wer sich intensiver mit Heims Forschungen beschäftigt hat, wird entdecken, »dass dessen Leistungen gar nicht hoch genug zu bewerten sind. Allein durch seine Masseformel, die einer Weltformel gleichkommt, sind Forscher heute in der Lage, zu ungeahnten Ergebnissen zu gelangen. So konnten im Rechenzentrum des DESY (Deutsches Elektronen-Synchrotron) die Heim'schen Formeln in den Computer eingegeben und die heute bekannten etwa 300 Elementarteilchen berechnet werden.« Nach Heims Modell, das er später mit seinem Kollegen **Walter Dröscher** vervollständigte, ist unser Universum mit all seinen materiellen und biologischen Inhalten in seine höheren Dimensionen (den Hyperraum) eingebettet. Das gesamte Sein besteht aus diesen zwölf Dimensionen, die auch Körper, Geist und Seele enthalten. »Mit dem zwölfdimensionalen Modell lassen sich sämtliche Aspekte des Seins beschreiben: das Bewusstsein, das Ich, der Wille, die Sinnhaftigkeit des Seins und eine ganze Reihe grundsätzlicher Fragen – auch die Frage nach der Beschaffenheit des Universums vor dem Urknall.

Heims kosmologisches Weltmodell weist zwei elementare Ergebnisse auf:

1. Das, was wir als Materie bezeichnen, unterliegt einem Wirkprozess, der von den geistigen Dimensionen gesteuert wird. Von der Entstehung bis zur Steuerung der materiellen Welt entspringt alles den geistigen Dimensionen.
2. Der Mensch besitzt einen immateriellen Persönlichkeitskern, der den leiblichen Tod überdauert.

Sehen wir uns dieses Weltmodell etwas näher an. Dass es feinstoffliche, nichtmaterielle Ebenen geben muss, wurde von Wissenschaftlern wie Einstein schon lange vermutet. Seit Beginn der Quantenphysik ist das Vorhandensein von materiellen Ebenen und nichtmateriellen Ebenen bekannt. Burkhard Heim verwendet in seinen wissenschaftlichen Arbeiten die Begriffe ›physikalischer Raum im Bezugsraum‹ und ›informatorischer Raum im Hyperraum‹. Zwischen diesen Räumen findet eine Übertragung von Informationen über Felder statt, [...] metaphorisch gesprochen, durch die Kraft der Gedanken.«

»Materie versteht sich hiernach als ein Nebenprodukt von Informationsfeldern aus höheren Dimensionen. [...] Bewusste Lebewesen empfangen und senden ständig Aktivitätsströme von Informationen, die zwischen diesen Dimensionen ausgetauscht werden. Der Grad der Bewusstheit entscheidet über die Quantität und damit potentiell auch die Qualität der Informationen und Informationszugänglichkeiten. [...] In den Dimensionen X7 und X8 werden sämtliche Erfahrungen und Erlebnisse, die in der Raum-Zeit gemacht werden, als Informationen abgespeichert – wobei die Erfahrungen bereits in den Elementarteilchen beginnen.«

»Die Baupläne für unsere Körper und alle andere Materie, von den atomaren bis zu komplexen Systemen, sind in den Dimensionen X5, X6 gespeichert. Ebenfalls wird alles, was innerhalb unserer Raum-Zeit geschieht, in den Transdimensionen X5, X6 abgelegt. Über unser Bewusstsein können wir in diese Transdimensionen eingreifen – wir kennen das als Psychosomatik: Der Geist steuert die Materie.«

»Im Hyperraum wirken andere Gesetzmäßigkeiten als jene innerhalb der Raum-Zeit; vor allem ›Resonanz‹, ›Informations-Muster‹, ›Selbstähnlichkeit‹.« »Das wahrhaft Revolutionierende an der Heim-Dröscher-Theorie ist, dass sämtliche Strukturen und Programme, also Informationen, primär nichtmateriell abgelegt sind.« Gedanken sind deshalb auch nicht messbar, sondern lediglich Gehirnaktivität als solche. Die Heim'sche Theorie erklärt u.a. die Wirkung von Symbolen und anderen nichtmateriellen Informationen. »Die mentale Seinsschicht (Heim nennt sie Pneuma) wirkt in alle tieferen Seinsschichten hinein.«

»Die Dimensionen sieben bis zwölf sind nichtmateriell, das heißt, sie enthalten weder Energie noch Materie, wenn auch in diesen Dimensionen vorübergehend Energie- und Materiequanten entstehen und wieder vergehen können. Diese Dimensionen spannen einen informatorischen Raum auf.« »Die zeitlosen Projektionen aus dem Hyperraum wirken über Wahrscheinlichkeitsfelder auf die Raum-Zeit, auf die materielle Seite des Seins.« (12, S. 153–169) Konkrete physikalische Wirklichkeit entsteht also erst, wenn Bewusstsein mit einem Informationsfeld interagiert.

Die ersten sechs von Heims zwölf Dimensionen beschreiben den »Energieraum«, die oberen sechs den »Informationsraum«.

Materie

Wir sagen immer noch meist »physisch«, wenn wir »materiell« meinen, zum Beispiel »physischer Körper« als Gegensatz zu Geist und Bewusstsein, dabei müsste »physisch« eigentlich mit »feldmäßig« übersetzt werden. Denn, wie wir inzwischen wissen, es gibt nur Felder mit mehr oder weniger verdichteter Energie.

Materie ist charakterisiert durch die Eigenschaften Ladung, Masse und Spin. Nach **Scott-Mumby** entsteht durch die Ladung das elektromagnetische Feld, durch die Masse die Schwerkraft und durch den Spin (»Eigendrehimpuls« der Elementarteilchen) ein Torsionsfeld (nach 44, S. 35). Die Spin-Ausrichtung hat Einfluss auf die benachbarten Elementarteilchen, die durch sie in verschiedene Richtungen abgelenkt werden.[54] Dabei liegt die Ausbreitungsgeschwindigkeit eines Bündels dieser »Torsionswellen« in der Größenordnung von 10^9 c, also das Milliardenfache der Lichtgeschwindigkeit. »Torsionswellen sind nicht nur über-licht-

54 Das derzeitige Standardmodell der Elementarteilchen umfasst 6 Quarks, 6 Leptonen, die sog. Austauschteilchen und das Higgs-Boson. Die Quarks und die Leptonen bilden die eigentliche Materie, die Austauschteilchen sind für die verschiedenen Wechselwirkungen verantwortlich, und das inzwischen nachgewiesene Higgs-Boson bedingt die Masse.

schnell, sie sind auch beständig. Die metastabilen ›Torsions-Phantome‹, die durch Wechselwirkungen zwischen Eigendrehimpuls und Torsion entstehen, können auch dann überdauern, wenn die auslösenden Objekte nicht mehr vorhanden sind.« (39, S. 235f) Das ist natürlich sehr spannend im Hinblick auf ein kosmisches Gedächtnis!

Zum Begriff »Teilchen« ist schon einiges gesagt worden. **Viehweger** beschreibt sie als Verdichtungen des Gravitationsfeldes, die energetisch angeregten Zuständen im Raum entsprechen. Sie entstehen deshalb, weil »diese Bereiche des Raumes für sehr, sehr lange Zeit ihre Verdichtung und damit ihre Masse und ihre Eigenfrequenz bewahren«. Die Information, wie sich diese Massenverteilung vollzieht, »kommt von den Teilchen der Materie selber, nämlich von den Eigenschwingungen der Protonen. [Sie sind] der Schlüssel für den strukturellen Aufbau unseres Universums.« (70, S. 38f) Hier wirken sie also, die Schwingungsmuster!

Es sind die Protonen, weil sie eine sehr lange Lebensdauer haben (10^{32} Jahre). Elektronen leben fast genauso lange, aber Protonen sind rund 1800-mal schwerer als Elektronen. »Neutronen sind nach heutigem Wissen energetisch angeregte Zustände der Protonen und wechseln nach wenigen Sekunden wieder zum Proton, um dann wieder ein Neutron zu werden. Über 99,9 Prozent der Masse der Materie sind in den Protonen und Neutronen (den Nukleonen) enthalten. […] Alle anderen bekannten Elementarteilchen, deren Zahl mittlerweile über 400 beträgt, leben nur Bruchteile von Sekunden.« Teilchen sind also »zusammengepresster Raum«, und die Energie für diese Verdichtung »stammt von den Vakuumfluktuationen«. (70, S. 39f) In der Physik wird das, was wir als »feste Materie« wahrnehmen, »kondensierte Materie« genannt (s. o.: Teilchen sind *Prozesse*, keine *Objekte!*).

Zur Erinnerung: Die Sache mit den Teilchen und der Materie wird durch die modernen Teilchenbeschleuniger unter anderem deshalb in ein neues Licht gerückt, weil die Elementarteilchen beim Aufeinanderprallen tatsächlich in viele Teile zerlegt werden, aber, und das ist das Überraschende, die Teile sind nicht kleiner oder leichter als die Elementargebilde, die zerschlagen wurden. Denn die hohe kinetische Energie der zusammenstoßenden Teilchen kann nach der Relativitätstheorie in Masse verwandelt werden; sie wird tatsächlich dazu benutzt, neue Elementarteilchen zu erzeugen. In Wirklichkeit findet also nicht eigentlich eine Spaltung der Elementarteilchen statt, sondern eine Erzeugung neuer solcher Teilchen aus der Bewegungsenergie der stoßenden Teilchen. Die Elementarteilchen der modernen Physik können ineinander umgewandelt werden. »Die Energie wird zur Materie, indem sie sich in die Form eines Elementarteilchens begibt.« (32, S. 34f) Wenn beim Zusammenstoß von Teilchen in einem Teilchenbeschleuniger genügend Energie zur Verfügung steht, können Elementarteilchen jeder beliebigen Art [!] erzeugt werden. Gleichzeitig erkennt man, so **Heisenberg**: »Die verschiedenen Elementarteilchen sind also sozusagen alle aus dem gleichen Stoff gemacht – man kann diesen Stoff einfach Energie oder Materie nennen –, sie können ineinander umgewandelt werden. Damit können auch die Kraftfelder ineinander überführt werden; ihr innerer Zusammenhang ist im Experiment unmittelbar zu erkennen. Es bleibt dann für den Physiker nur noch die Aufgabe, die Naturgesetze zu formulieren, nach denen die Umwandlungen der Elementarteilchen sich vollziehen.« (32, S. 165)

Meyl stellt zur Beschreibung von Materie und anderen physikalischen Erscheinungen den *Potentialwirbel* in den Vordergrund, ein, wie er sagt, »bisher von der Wissenschaft unbeachtet gebliebenes Feldphänomen«. (52, S. 7) Damit kann er einige Phänomene erklären und miteinander in Zusammenhang bringen. In diesem Modell sind Elementarteilchen Kugelwirbel (32, S. 47) und Quanten »elektromagnetische Schwingungspakete«. (52, S. 59) Der »Welle-Teilchen-Dualismus« ist danach nicht auf eine »Doppelnatur des Lichts« zurückzuführen (!), sondern darauf, »dass in Abhängigkeit von den lokalen Feldverhältnissen jederzeit und spontan ein *Aufrollen der Welle zu einem Wirbel* erfolgen kann«. (52, S. 63) Sehr spannend! Nach seinem Wirbelmodell der Elektronen ist der Wirbelzustand im Innern identisch mit dem Unendlichen. Das ist es, was als *Nullpunkt* festgelegt wird. Meyl zufolge hat man, wenn man Teilchen zerlegt, keine Energie mehr, wozu er auf Tesla verweist. $E = mc^2$ *gilt dann nicht mehr*. Seinen Darlegungen zufolge ist die Lichtgeschwindigkeit keine *Natur*konstante, sondern eine *Mess*konstante! Stellen Sie sich vor, was das für die derzeit als gültig anerkannten physikalischen Formeln bedeutet, in denen mit c gerechnet wird! Der Kraftbegriff ist für ihn nur eine Hilfsbeschreibung, um damit den Feldeinfluss zu fassen. (51) Gravitation hat nach Meyl ursächlich nichts mit einer Kraftwirkung zu tun, und bei der »Krümmung des Raumes« handelt es sich um eine »Krümmung der Materie unter dem Einfluss der feldabhängigen Längenkontraktion«. (52, S. 107) Auch seine Erklärungen zu Elektronen, Positronen, Protonen, Neutronen etc. und ihrem Verhalten sowie der Antimaterie[55] sind sehr interessant. Meyls Modell kann hier auch nicht ansatzweise angemessen erläutert werden. Mehr dazu finden Sie in seinen Büchern, die sehr hilfreiche Abbildun-

55 Dass es zu jedem Materieteilchen ein Antiteilchen gibt, erklärt er damit, dass jeder Wirbel sich immer auch in die entgegengesetzte Richtung drehen kann. So gibt es »immer zwei gleichberechtigte Ausbildungsformen von Kugelwirbeln« als energetisch entgegengesetzte Zustände. (51, S. 59, 97)

gen enthalten und die man sich einmal in Ruhe zu Gemüte führen sollte.[56]

An dieser Stelle möchte ich die Ausführungen von **Warnke** zu Masse, Photonen und Lichtgeschwindigkeit einfügen, die auch auf das Wirbelmodell Bezug nehmen. Warnke sagt: Auch wenn wir Massen als etwas Festes wahrnehmen, sind sie genau betrachtet Energiewirbel. Massen halten zusammen über Kraftbrücken, sei es innerhalb des Atoms oder zwischen Molekülen, und »diese Kraftbrücken sind elektrostatischer und elektromagnetischer Natur. Derartige Kräfte sind immer an Massen gebunden. Im masselosen Raum, der per Definition auch mit Vakuum bezeichnet wird, gibt es keine Kräfte« (79, S. 59) und auch keine Zeit! Die Quelle dieser Kräfte, nämlich die Elementarladungen, kommen aber aus dem Vakuum. »Die Verursacher für Kraft- und Zeitoperationen sind genau diese Ladungen mit ihren elektrischen Potenzialen. Ladungen werden vermittelt durch Photonen – virtuelle Photonen im Fall von statischen Feldern und reale Photonen im Falle von elektromagnetischen Feldern.« Wohlgemerkt: Die Photonen *vermitteln* die Information für Kräfte an Massen, sie sind nicht die Kräfte selbst. »Sämtliche Verbindungen im Organismus werden letztlich durch Elektronenaktivitäten gewährleistet, die durch die Spins von Elektronen vermittelt werden. Spins sind die Realität gewordenen Informationen der kollabierten Wellenfunktion des Elektrons.« (79, S. 170f)

Dabei sind alle Naturkräfte Kombinationen aus Masse und Spin. »*Die Information für diese Kräfte ist in den Spins codiert.*

56 Zu Gerbers Ausführungen, warum es bisher als unmöglich interpretiert wurde, Materie über Lichtgeschwindigkeit hinaus zu beschleunigen, s. 25, S. 144ff. Es geht dabei um die Interpretation der Quadratwurzel aus –1, die Charles Muses als »Hyperzahl« auffasst und zur Beschreibung von Phänomenen auf höheren Dimensionen für nötig hält.

Null- oder ganzzahlige Spins (Photonen, Gluonen) ergeben anziehende Kräfte. Halbzahlige Spins ergeben abstoßende Kräfte. [...] *Der Spin sorgt für ein Ordnungsschema.* Überraschend zeigen nun wissenschaftliche Versuche, dass *Gedanken und Vorstellungen des Menschen tatsächlich Spins von Elementarteilchen schalten können.* [...] Die Festlegung von Spin-Koordinaten im Raum geschieht durch den Geist.« **Paul Davies**, der die Versuche dazu beschrieb, folgerte bereits 1990: »Die neue Physik stellt den Geist zurück in eine zentrale Stelle in der Natur.« (18, S. 66) Und Warnke folgert: »Alles, was Spins beeinflusst, beeinflusst demnach auch Krankheit und Heilung.« (78, S. 246)

Bevor das Photon entsteht, stecken »die Informationen in den dazugehörigen Wellenfunktionen im ›Meer aller Möglichkeiten‹. Damit diese konkreten Energiewirbel, die wir dann Teilchen nennen, überhaupt entstehen können, müssen zunächst Wellenfunktionen der Wahrscheinlichkeit kollabieren. Dies wird durch Umwelteinflüsse veranlasst, beispielweise durch Messung. Jede Wellenfunktion enthält die Information für das künftig aus ihr entstehende Teilchen. Sobald man eine quantenmechanische Messung durchführt, wird eine definierte Größe im Rauschen des ›Meeres aller Möglichkeiten‹ festgelegt. Dadurch kollabiert die Wellenfunktion. Die Messung setzt also für uns verwertbare Informationen frei. Damit wird Wissen (Information) über das System vermittelt, wodurch sich die Welle zum Teilchen schaltet. Da für jede Zustandsänderung Energie [...] notwendig ist, muss diese Energie mit der Welle mitgetragen werden. Wellen tragen demnach immer Energie und Information.

Das neu entstandene Teilchen ist also ausgestattet mit der Information und der Energie der Welle und bewirkt damit eine spezifische Kraft- und Ereignisvermittlung (Zeit) an Massen. Das Vakuum reicht die Grundbedingungen für Kraft- und Zeitwirkung von einem Masse-Raum-Zeitpunkt zum nächsten weiter. Dafür hält es lediglich potentielle Energie und Information bereit und nicht etwa Kraft und Zeit selbst, wie es die klassische Physik bis heute postuliert.« (79, S. 215)

Es ist immer wieder unvorstellbar, wenn man sich vergegenwärtigt, dass Materie, also auch wir selbst, in Bezug zum Raumvolumen zu mehr als 99,999999999 Prozent aus masselosem »Vakuum« bestehen. Wir nehmen uns zwar als Masse wahr, aber diese macht nur 0,000000001 Prozent des Körpervolumens von etwas aus. (79, S. 59f) Dieses Wissen ist schon lange vorhanden, wird aber kaum zur Kenntnis genommen.

»Im ›Meer aller Möglichkeiten‹ gibt es keine Massen, keine Kräfte und auch keine Zeit, denn Kräfte und Zeit entstehen ja immer erst an Massen.« Das Hintergrundfeld »ist also innerhalb meines Körpers in jedem Atom (zwischen Atomkern und Elektronen), und es ist auch zwischen den Atomen, also zwischen den Elektronen, die Moleküle aufbauen. Dieses Feld ist vollkommen identisch mit dem Feld, das das Universum durchzieht. Das Hintergrundfeld ist unendlich und ewig. [...] Dieses Feld ist zwar leer an Massen, dafür aber voll von unvorstellbar viel Energie und Information – allerdings nur als Möglichkeit, deshalb virtuell. Mathematisch beschreibbar ist dieses Feld durch Wellenfunktionen, die sich alle überlagern.« (79, S. 67)

Die Informationskapazität dieses Hintergrundfeldes »wird auf 10^{107} Zustandsmöglichkeiten pro Planck-Volumen geschätzt. Das Planck-Volumen ist unvorstellbar winzig. Auf der Planck-Skala finden wir die fundamentale kleinste Größe als 10^{-33} Zentimeter; das Planck-Volumen ist also (10^{-33-3} (10 hoch minus 33 hoch 3) Kubikzentimeter groß, das sind 10^{-99} Kubikzentimeter.« (78, S. 241)

Den Begriff der »Wellenfunktion« hat **Schrödinger** eingeführt, und schon er hat diese als »Wissen« bezeichnet. »Im Vakuumfeld liegen Energie und Information als codierte Wellenfunktion frei von Raum und Zeit vor, das heißt mit unendlicher und instantaner Verbreitung, also in jedem Augenblick universell.« Auch **Warnke** bezeichnet das Universum als »Wissens- oder Informationsfeld« (79, S. 146) und schreibt ihm folgende Eigenschaften zu: »Information wird darin aufgenommen, erkannt, gespeichert, intelligent (zielgerichtet) verwertet, mit Sinn und Bedeutung verknüpft, also insgesamt mit einem Bewusstsein verarbeitet, das Erfahrung ermöglicht. Man könnte dieses Feld durchaus als ›universellen Geist‹ bezeichnen.«

Warnke zeichnet aus den bisherigen Erkenntnissen als, wie er selbst sagt, »schwer akzeptierbares Gesamtbild« das folgende: »Das universale Informationsfeld kann durch lokale mentale Aktivität des Menschen strukturiert werden. Der Mensch holt sich kontinuierlich Energie/Information aus dem Vakuum. Er emittiert Wellen mit longitudinalen Komponenten eines elektrischen Feldes und Anteile dunkler Energie und bedient damit die informationelle Energie rund um die Erde. Diese Wellen koppeln sowohl an andere Materie als auch an die Energie/Information des Vakuums.«

Auch in der indischen Kultur gibt es das »universale Feld«, dort heißt es »Asat«, »das einheitliche Feld reiner Potenzialität, bei den Chinesen ist es das Tao«. (78, S. 237)

Nach Warnke ist ein Potential gespeicherte Energie plus Information. Er verweist auf die buddhistische Beschreibung der »Leere«, die wohl genau dasselbe meint wie die Quantenphysik, nämlich dass sich die Welt aus der Leere, ebendem Vakuum, entfaltet. »Alle Dinge treten aus dem Zustand der ›Leere‹ in eine wirkliche Erscheinung.« (79, S. 68f)[57]

57 Vgl. Capra: »Mit ihrer Bezeichnung ›Sunyata‹ (Leere) für die höchste Realität drücken die Buddhisten die gleiche Vorstellung aus und versichern, dass es eine

Ebendas hat noch weitere Konsequenzen für das Licht: Weil es im masselosen Raum keine Kräfte gibt, gilt hier auch für die Ausbreitung einer Information nicht die Begrenzung der Lichtgeschwindigkeit. (79, S. 59) Das Informationsfeld ist raum- und zeitlos, das heißt, dass alle geistigen Erfahrungen »immer und überall vorhanden« und damit verfügbar sind. »Bereits die Quantenphysiker **Wheeler** und **Feynman** (1949) und später auch **Jaynes** (1990) stellten fest, dass dieses Feld nicht in der Raum-Zeit existiert, sondern eine Informationsspeichereinheit repräsentiert.« (79, S. 148)[58]

Die Vibrationsgeschwindigkeit der universellen Energie bestimmt deren Dichte. Wenn sie als Materie erscheint, ist die Frequenz sehr langsam, wenn sie über die (bisher definierte) Lichtgeschwindigkeit hinausgeht, ist sie die sogenannte subtile Materie. Diese subtile Materie ist für **Gerber** genauso real wie die dichte. (25, S. 242)

Die Konsequenz der Ausführungen zum Nullpunkt-Feld ist, so **McTaggart**, »dass der körperliche Stoff, den wir Materie nennen, und dem alle Physiker seit Newton eine angeborene Masse zugeschrieben haben, eine Illusion ist.« In Einsteins Gleichung $E = mc^2$ war man »davon ausgegangen, dass Energie (eine unterscheidbare physikalische Einheit des Universums) sich in Masse

lebendige Leere ist, aus der alle Erscheinungen der Welt entstehen. Die Taoisten schreiben dem Tao eine gleiche unendliche Kreativität zu und nennen es ebenfalls ›leer‹. […] Obwohl sie den Ausdruck ›leer‹ gebrauchen, machen die östlichen Weisen deutlich, dass mit Brahman, Sunyata oder Tao keine gewöhnliche Leere gemeint ist, sondern im Gegenteil eine Leere mit unbegrenztem schöpferischem Potential.« (14, S. 210)

58 Nach Warnke gibt es »kein Lichtgeschwindigkeitslimit, da die Definition der Lichtgeschwindigkeit an Komponenten von Kräften gebunden ist, die es im Vakuum nicht gibt, also null gesetzt werden kann ($c = 1/\sqrt{\varepsilon\mu}$, bei $c = 1/0$ wird $c = \infty$). Und während gemessene Impulse, gemessene Energie und gemessene elektrische Ladung *lokale* Größen sind, sind die Wellenfunktionen in diesem Feld *nicht lokal* und beschreiben Verbindungen, die unabhängig von Raum und Zeit existieren. Sie sind also *global*, ja sogar *universal*.« (79, S. 148)

(eine andere unterscheidbare physikalische Einheit) verwandelt. Aber nun erkannten sie [Puthoff und Haisch], dass die Beziehung zwischen Masse und Energie eher eine Aussage darüber war, was die Energie von Quarks und Elektronen aufgrund ihrer Interaktion mit den Fluktuationen des Nullpunkt-Feldes in dem bewirken, was wir ›Materie‹ nennen.« Damit ist »Materie keine grundlegende Eigenschaft der Physik« mehr! »Einsteins Gleichung war einfach ein Rezept für die Menge an Energie, die man braucht, um den Anschein von Masse zu erzeugen.« Es gibt nicht zwei verschiedene Entitäten – eine materielle und eine immaterielle –, sondern nur noch Energie. Alles, was es gibt, »besteht auf der fundamentalsten Ebene aus einer Ansammlung elektrischer Ladungen, die in Wechselwirkung mit einem Hintergrundmeer elektromagnetischer und anderer energetischer Felder stehen – eine Art elektromagnetischer Zugkraft«. Masse ist damit »nicht ein Äquivalent von Energie«, sondern Masse *ist* Energie, oder, »noch fundamentaler: Es gibt keine Masse, es gibt nur Ladungen«. Die genannten Physiker gehen davon aus, dass auch Trägheit und Gravitation »elektromagnetische Phänomene sind, die aus der Wechselwirkung mit diesem Feld resultieren«. Wie entsteht dann das, was wir als Materie bezeichnen? Nach **Haisch**, **Rueda** und **Cole** dadurch, dass das Vakuum Partikel beschleunigt, »und diese Beschleunigung wiederum ist die Ursache dafür, dass die Partikel zu konzentrierter Energie [...] agglutinieren«. (45, S. 64ff)

Stellt sich die Frage, *warum* auf diesem Hintergrund das passiert, *was* denn dann konkret passiert. Dazu sei noch einmal daran erinnert, dass im Nullpunkt-Feld in Form von Welleninterferenzen alles gespeichert ist, was sich je ereignet hat (s. o.). Es gibt also einen Informationspool, auf den zurückgegriffen werden kann. **Puthoff** bezeichnet die erlernte Information als »die eigentliche Währung des Universums«, und der Grund für die Stabilität von etwas ist der Austausch von Energie. (45, S. 69) Weil alles über das Nullpunkt-Feld miteinander verbunden ist, kann man diese Informationen anzapfen und auch selbst Einfluss darauf nehmen, was »agglutiniert«.

Hier kommt wieder **Volkamer** ins Spiel mit seinem aktiven Biofeld, das die Morphologie bestimmt und das – so seine Behauptung – bewusst ist. Es baut Lebensfelder auf, speichert bioaktive Information und kann diese re-exprimieren, indem es an Phasengrenzen Materie-Absorption stattfinden lässt. Diese Materiebildung erfolgt formspezifisch, das heißt, die Form ist vorher bereits vorhanden. Das, was absorbiert wird, ist »allgegenwärtig«, also jederzeit verfügbar. Diese neue Art der Wechselwirkung erfolgt innerhalb einer neuen Kategorie von Materie, ebender bioaktiv feinstofflichen Materie, die eine pulsierende Feldstruktur hat. Ich erinnere daran, dass diese reale Feinstofflichkeit nach Volkamer die virtuellen Vakuum-Zustände ersetzt! Wie dem auch sei, das ist jedenfalls ein Ansatz zur Erklärung der Formbildung, und er bezieht Bewusstsein mit ein.

Dass Bewusstsein beteiligt ist, demonstriert sehr eindrucksvoll **Gregg Braden**s Bericht über die Heilung des Blasentumors einer Patientin im »Krankenhaus ohne Medizin« in Peking, was im Ultraschall direkt sichtbar war und auch gefilmt wurde. Drei Ärzte stehen um die liegende Patientin herum und bringen mittels ihrer bewussten Konzentration auf den geheilten Zustand den Tumor innerhalb von weniger als vier Minuten zum Verschwinden. Dabei ist zu sehen, dass der Tumor, bevor er ganz verschwindet, auf dem Bildschirm mehrfach kurzzeitig mal vorhanden und mal nicht mehr vorhanden ist; das Bild flackert! Es scheint, als wechsle er zwischen den Wirklichkeiten hin und her, bis er schließlich dauerhaft verschwindet. Was für unsere westliche herkömmliche Medizin ein Wunder ist, ist »aus der holographischen Sicht des göttlichen Urgrundes«, wie Braden es nennt, »vollkommen logisch«. Das Vorhandensein des Tumors ist »nur eine von vielen Möglichkeiten«, und an diesem Tag riefen die Ärzte »eine andere Möglichkeit auf den Plan«. (10, S. 149f)

Noch verblüffender in Bezug auf die Auswirkungen von Bewusstsein sind die Beispiele aus Russland, die die meisten Menschen für absolut unmöglich halten: Hier scheint es schon mehrfach geschehen zu sein, dass Menschen Gliedmaßen und Organe haben nachwachsen lassen. Es gibt eine immer größer werdende Gruppe von russischen Forschern, deren Patienten das gelungen ist. Bei einigen Frauen ist angeblich nach einer Totaloperation nicht nur die Gebärmutter wieder nachgewachsen, sondern sie haben sogar danach Kinder geboren. Auf jeden Fall gilt: Je mehr man für möglich hält, umso größer sind die Chancen für Heilung!

Im Körper ist das »alles ist mit allem verbunden« aber auch noch viel direkter zu verstehen. **Oschman** nimmt Bezug auf das System der Grundregulation nach **Pischinger**, nach dem es ein im Körper durchgängiges, das heißt ununterbrochenes »Netzwerk aus Bindegewebe, Zytoskeletten und Kernmatrizen mit den dazugehörigen Wasserschichten« gibt. »Daher bildet die lebende Matrix ein systemweites Energie-Kontinuum«, in dem jede Reaktion in einem Regelkreis Einfluss auf alle anderen nimmt. (56, S. 123) Es dürfte keine Regelkreiskomplexe im Körper geben, die von anderen gänzlich getrennt sind, schon weil die energetischen Änderungen sich sofort im ganzen Organismus ausbreiten.

Was heißt angesichts dieser Erkenntnisse »psycho-somatisch« – ein Begriff, der unterstellt, dass da etwas wechselwirkt? Wenn es nur verschiedene Verdichtungszustände von Energie sind, die wir mit diesen unterschiedlichen Begriffen belegen, dann hängt beides immer schon unmittelbar zusammen. Der Unterschied ist der, dass die Krankheitsursache schon länger wirkt, wenn sich auf Körperebene ein Symptom zeigt. Wie schon gesagt, ist es wichtig zu unterscheiden, wann verschiedene Begriffe wirklich (auf der jeweiligen Betrachtungsebene) *Verschiedenes* bezeichnen und wann es sich um *verschiedene Betrachtungsaspekte Desselben* handelt. Der neuen Physik zufolge, in der alles mit allem verbunden ist, sind alle begrifflichen Unterscheidungen relativ. Das gilt auf der Ebene der Quantenfluktuationen, aber nicht nur dort, weil alle anderen Erscheinungen darauf beruhen. Trotzdem kann man unterscheiden, was sich jenseits dieser Ebene abspielt, und hier wiederum sehen, was inwieweit getrennt voneinander ist. Für die Trennung, die im Begriff »psycho-somatisch« liegt, bin ich mit **Bohm** einer Meinung. Er unterscheidet verschiedene Ebenen von »Bedeutung« und führt den Begriff der »Soma-Signatur« ein, um auszudrücken, dass es sich um zwei Aspekte handelt, »die nur gedanklich getrennt werden, um uns dabei zu helfen, die Beziehungen im ›Wirklichkeits-Feld‹ als Ganzes wiederzugeben und zu begreifen«. (9, S. 96) »Soma« meint dabei das Physische in zu Materie verdichteter Form und »Signatur« das Geistige – zwei Aspekte derselben Ganzheit, die eine »fließende Beziehung« zueinander haben. (9, S. 94f). Jeder Aspekt setzt den anderen voraus, und wir abstrahieren nur gedanklich das eine vom anderen, weil wir es getrennt untersuchen.

So kommt Bohm zu einer Umschreibung dessen, was »subtile Energien« sind: Es gibt »physikalische, chemische und elektrische Vorgänge« im Körper, und man kann bei emotionalen Ereignissen auf allen diesen Ebenen Reaktionen feststellen. Zum Beispiel wird bei einer angenommenen Gefahr der Blutdruck erhöht, die

Muskeln werden angespannt, und es werden Hormone ausgeschüttet. Man kann sich mit jeder einzelnen dieser Reaktionen beschäftigen und Dinge über ihr Funktionieren herausfinden, und dabei werden ihre Bedeutungen entdeckt. Sie alle hängen von der Emotion ab, die ein Ereignis bei jemandem ausgelöst hat, das von jemand anderem als völlig harmlos empfunden werden kann, weshalb er keine der genannten Reaktionen zeigt. Diese Ebenen kann man als unterschiedlich »subtil« beschreiben, und Bohm schlägt vor, das »Subtile« dem »Manifesten« gegenüberzustellen, sich dabei aber dessen bewusst zu sein, dass die Unterschiede zwischen beidem »nur relativ [sind], da das, was auf einer Ebene manifestiert sein mag, vielleicht auf einer anderen subtil ist«. So ist zum Beispiel ein bedrucktes Blatt Papier physisch manifest, die Bedeutung des Textes kann aber als subtilere Ebene aufgefasst werden. Für die Soma-Signifikanz »hat es keinen Sinn zu versuchen, eine Subtilitätsebene irgendeiner Struktur vollständig auf eine andere zu reduzieren«. Wenn man beispielsweise auf einer Ebene die Reaktion eines Menschen als Angstzustand beschreibt und auf einer anderen den veränderten Hormonspiegel, so erklärt das eine das andere, und es »wird deutlich, dass es keine endgültige Reduktion« der einen Betrachtungsebene auf die andere geben kann, weil »in jedem konkreten Augenblick der Erfahrung beide Seiten existieren«. Sie ändern sich auch beide immer nur gemeinsam. (9, S. 96f)

Wir verstehen also »unter dem Begriff psycho-somatisch zwei unterschiedliche Bereiche, die eine eigenständige Existenz besitzen, aber zueinander in Beziehung stehen«. Deshalb sollte ein solcher Begriff nicht »zu einer Spaltung, einer Fragmentierung zwischen dem Physischen und dem Geistigen« führen, sondern die Einheit beider Teile gleichzeitig gesehen werden. Es sind »Aspekte« desselben. (9, S. 93)

Bohm bringt ein anschauliches Beispiel für diese »ungetrennte Ganzheit«, die wir zerlegen können: Wenn man einen Stabmagneten betrachtet, so hat dieser einen Nord- und einen Südpol, wobei es ein Feld gibt, »das sich um den ganzen Magneten vom Nordpol zum Südpol erstreckt. [...] Wenn man diesen Magneten in zwei Teile zerlegt, dann erhält man zwei neue Magneten, von denen jeder selbst einen Nord- und einen Südpol besitzt«, aber es gibt »in Wirklichkeit keine separaten magnetischen Pole«. Deshalb versteht er »das Ganze als fließende Beziehung« in einem »Gesamtmagnetfeld«. (8, S. 94ff) Genau um dieses Fließende in den Beziehungen der »Teile« untereinander geht es, weil es deutlich macht, dass man nur als gedankliche Abstraktion von »verschiedenen Teilen« reden kann. »Immer wenn man den Magneten zerteilt, dann erhält man Nord- und Südpol, und immer, wenn man die Erfahrung zerteilt«, läuft man Gefahr, den ganzen Inhalt auf nur eine der beiden Seiten zu reduzieren. »In der Psychosomatik sagt man, dass der Geist die Materie beeinflusst, als ob es sich dabei um zwei verschiedene Dinge handelt.« Es gibt aber seiner Ansicht nach nur ein Fließen zwischen verschiedenen Aspekten, und jede Änderung bei einem Aspekt führt automatisch zu einer Änderung des anderen. »Also existiert dieser Unterschied nicht.« (9, S. 97f)

Ich möchte es so formulieren: Die Energie fließt auf verschiedenen Ebenen, und je nach Ebene stellt sie sich in verschiedenen Formen dar. Ich erinnere an das oben genannte Beispiel Wasser: Wenn flüssiges Wasser zu festem wird, also zu Eis, wechselwirkt es nicht mit einer anderen chemischen Substanz, sondern reagiert auf den (physikalischen) Umstand der niedrigen Temperatur. Es wird mit nichts anderem kombiniert, sondern verändert sich in seiner Struktur, was ihm völlig neue Eigenschaften verleiht und es scheinbar zu etwas anderem macht. So sehe ich auch den Begriff

»Psychosomatik«. Es gibt daher keine »psychosomatischen« Krankheiten im Gegensatz zu anderen. Der Körper drückt nur das aus, was in unserem Bewusstsein steckt. Wir erfassen mit unseren Beschreibungen jeder einzelnen Ebene die Energie in verschiedenen Erscheinungsformen und damit jeweils einen Teil des Gesamtgeschehens. Bohms Begriff »subtil« drückt gut aus, worum es meiner Ansicht nach geht. Was oft als »feinstofflichere Ebenen« bezeichnet wird, kann man genauso gut als unterschiedlich subtile Ebenen von Energie beschreiben, wobei sich die Autoren, die diese Begriffe benutzen, darüber einig zu sein scheinen, dass die Schwingungen auf den subtilen (feinstofflichen) Ebenen immer höher sind, das heißt schneller schwingen, als die auf den unteren.[59]

Bohm ist davon überzeugt, dass es »auf jeder Ebene einen geistigen Pol« gibt. »Wenn man schließlich in der Materie in die Tiefe geht, dann trifft man vielleicht auf etwas ganz ähnliches wie in den Tiefen des Geistes. Wenn man genau hinschaut, dann gibt es keine Trennung mehr zwischen Materie und Bewusstsein.« (9, S. 113) Auch sagt er ganz klar: »Die Bedeutung wandelt die Energie in Materie oder Materie in Energie um.« (9, S. 149) Diese Bedeutung kann nur von Bewusstsein verliehen werden.

Jede Art materieller Verdichtung, egal ob auf atomarer oder Makro-Ebene, hat ihr charakteristisches Schwingungsmuster und ist aufgrund dieses Musters identifizierbar. Schon **Pythagoras** (6. Jh.

59 An dieser Stelle wäre es interessant, genauer zu untersuchen, inwieweit sich dieses »Höherschwingen« in Oktaven abspielt. Auch könnte es Zusammenhänge mit der Theorie des »Global Scaling« geben, die behauptet, dass sich Schwingungen verschiedener Frequenzen an den gleichen Knotenpunkten treffen und genau an diesen Knotenpunkten Ereignisse stattfinden. Zu solchen Ereignissen könnten auch Elektronen gehören, die sich der Quantentheorie zufolge ja immer nur auf bestimmten Bahnen um das Atom befinden und bei Sprüngen zwischen diesen Bahnen (durch Energieaufnahme oder -abnahme) nie im Raum dazwischen auftauchen.

v. Chr.) hat angenommen, dass Materie durch die Kristallisation von Schwingungen zustande kommt, also durch eine Art Verdichtung. (44, S. 51) Eine mögliche Erklärung für die Entstehung von Materie durch die Verdichtung von Schwingungen ist die Global Scaling Theorie, die **Viehweger** in seinem Buch sehr anschaulich erklärt. »Scaling« bedeutet »logarithmische Skaleninvarianz«, das heißt, es gibt einen immer gleichen Faktor, in diesem Fall bzgl. des Aufbaus der Materie und des gesamten Universums, deshalb »Global«. Bestimmte Häufigkeiten von Messergebnissen wie zum Beispiel Körpergrößen oder allgemein Größenverhältnissen sind immer konstant, vom atomaren bis hin zum kosmischen Maßstab, und die Häufigkeitsverhältnisse entsprechen gerade nicht der »Normalverteilung«, wie sie durch eine Gauss-Kurve dargestellt wird. Dass diese Werteverteilung des Global Scaling besteht, ist unbestritten, es ist einfach ein Naturphänomen. Dafür, warum es so ist, hat 1986 die Global Scaling Theorie von **Hartmut Müller** eine Erklärung geliefert. Er hat die schon bekannten Häufigkeitsverteilungen nicht nur in der Natur nachgewiesen, sondern auch für gesellschaftliche und technische Phänomene. Diese natürliche logarithmische Gesetzmäßigkeit findet sich im gesamten Kosmos. (70, S. 85f)

Die Global Scaling Theorie nimmt als Ursache für dieses Phänomen »die Fluktuationen des Vakuums auf energetisch niedrigstem Niveau« an, das heißt die uns schon bekannten Fluktuationen des Nullpunkt-Feldes. Weil es sie gibt und sie auch nicht unterdrückbar sind, ist der absolute Nullpunkt nicht bei 0 Grad Kelvin erreichbar, sondern liegt bei etwa 2,7 Grad Kelvin. Das ist auch die Temperatur des kosmischen Vakuums im Weltall. (70, S. 87f, S. 90)[60]

60 S. Treugut: »Die Global-Scaling-Theorie besagt, dass Materie harmonisch im energetisch niedrigsten Zustand (Vakuum) schwingt. Die Ursache ist eine

Mit der Global Scaling Theorie sind wir auch bei dem spannenden Phänomen der *Fraktale*, denn die Global Scaling Prozesse sind fraktal aufgebaut. Fraktale sind sich selbst ähnliche Gebilde, die auf der jeweils höheren Ebene (eine Größenstufe weiter) so aussehen wie ihre kleineren Untereinheiten. Am bekanntesten ist wohl das Apfelmännchen von **Benoît Mandelbrot**, der auch den Begriff »Fraktal« geprägt hat. In der Natur finden sich sehr häufig fraktale Muster, zum Beispiel in dem hellgrünen Romanesco-Kohl. Wenn man im Internet nach diesem Begriff sucht, findet man die faszinierendsten Darstellungen. Die mathematische Theorie zur fraktalen Geometrie wurde erst im 20. Jahrhundert entwickelt. Entscheidend ist, dass Fraktale logarithmisch aufgebaut sind und die Größenverhältnisse in sich selbst ähnlichen Mustern »immer um den gleichen Faktor voneinander verschieden sein« müssen. Sie entstehen durch Schwingungsprozesse (70, S. 88ff, S. 171) und strukturieren Information!

Die Natur nutzt die Eigenschwingungen der Materie, um ihre Effektivität zu optimieren, indem sie sich daran anpasst. So gibt es beim Energie- und Informationsaustausch die wenigsten Verluste. (70, S. 91) Schwingungen sind harmonisch aufeinander abgestimmt, wenn ihre Schwingungsknoten zusammenfallen. Wenn man sich das Bild der »stehenden Vakuumkompressionswelle« in **Viehweger**s Buch anschaut, wird sofort deutlich, warum das so ist:

---

globale, stehende Vakuum-Materiekompressionswelle, die als Longitudinalwelle das Universum in allen Maßstäben in synchrone Eigenschwingungen versetzt und ein kosmisches ultraschwaches Hintergrundfeld bildet. Sie beeinflusst den Verlauf aller Prozesse, indem sie Schwingungen bestimmter Frequenzen resonanzverstärkt und andere unterdrückt. Deshalb hat jeder Prozess einen inneren Rhythmus, der in Resonanz mit der so genannten G-Welle steht. Auf diese Weise wirkt sie als globale Zeitwelle, die in logarithmisch regelmäßigen Zeitabständen, also skaleninvariant, die Ereignisdichte jedes Prozesses komprimiert und wieder dekomprimiert. Die Hintergrundwelle zwingt allen Prozessen ihre definierte logarithmisch hyperbolisch fraktale Struktur auf.« (s. Treugut, www.dgeim.de)

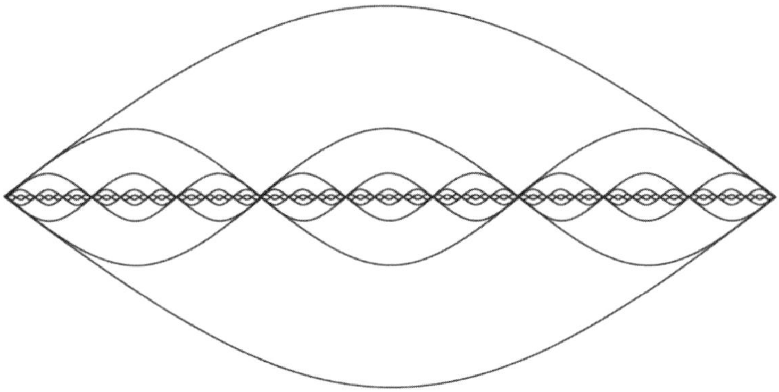

Abb.: Stehende Vakuum-Kompressionswelle; mit freundlicher Genehmigung aus Viehweger »Die Welt mit neuen Augen seh'n« (S. 95)

Die Schwingungsknoten wiederholen sich »immer im Abstand von 3 logarithmischen Einheiten. Alle 9 Einheiten findet sich eine übergeordnete Schwingung, die mächtigere Schwingungsknoten erzeugt.« Diese Einheiten werden wieder zu dreien zusammengefasst, sodass für alle 27 Einheiten wieder eine übergeordnete Schwingung mit noch mächtigeren Schwingungsknoten entsteht, die nächste bei 81 und so fort. Genau an diesen Knotenpunkten findet die Materieverdichtung statt, ganz einfach weil durch die Energie der Schwingung eine Verdrängung der subatomaren Teilchen in Richtung der Knoten erfolgt, je höher die Amplitude, umso stärker! Viehweger verdeutlicht das mit einem Beispiel: Wenn man eine Schnur mit darauf aufgereihten Perlen hätte und die Schnur in Schwingung versetzte, würden die Perlen zu den Enden rutschen, weg vom höchsten Punkt der Schwingungskurve an die beiden Enden der Schnur. Deshalb bezeichnet man einen solchen Knoten auch als »Attraktor«.

Die stattfindenden Eigenschwingungen bilden »ein System stehender, das Vakuum komprimierender Wellen«. Damit die größere Schwingung (also »etwas«) entsteht, muss eine Anregung erfolgen (die minimale Grundschwingung gibt es, wie gesagt immer; deshalb die 2,7 Grad Kelvin Mindesttemperatur). Durch eine solche Anregung »entstehen Kräfte, die einerseits verdichtend, komprimierend wirken und andererseits dekomprimierend, sich ausbreitend oder auflösend, wenn sich die komprimierende Phase des Prozesses durch den Schwingungsknoten hindurch bewegt. So entsteht die stehende Vakuumkompressionswelle als Bauplan für unser bekanntes Universum.« (70, S. 95f, S. 115)[61] Und genau da, wo die »Schwingungsbäuche« sind, entsteht das Vakuum; es »ist der noch nicht angeregte teilchenfreie Raum«. Durch die Anregung entstehen also die Materieteilchen, die langlebigen Protonen und Elektronen (s. o.), aber auch alle anderen. (70, S. 99f)[62] Und durch das Zusammentreffen von immer »mächtigeren« Schwingungsknoten, wie Viehweger sie nennt, entstehen dann die verschiedenen Ebenen von zu Materie verdichteter Energie (z.B. Wassermoleküle – Wasserdampf – Tropfen – flüssiges Wasser …). So entsteht die Art der Verteilung der Materie in Raum und Zeit.[63] Und nicht nur die: Der oben genannte Attraktor

61 Und »die Gravitation entsteht durch die verdichtenden (komprimierenden) und sich ausdehnenden (dekomprimierenden) Eigenschaften der stehenden Vakuumkompressionswelle«. Letztlich existiert nach der Global Scaling Theorie nur das Graviton. »Alle anderen physikalischen Phänomene wie Elektromagnetismus, Akustik, Mechanik usw. sind sämtlichst Spezialfälle der Gravitation, weil sie auf Prozessen beruhen, die durch die Gravitation entstehen.« (70, S. 142)

62 »Laut der Raumresonanztheorie von Milo Wolff entstehen alle diese Komponenten gemeinsam durch die Skalarwellen der Protonen und Elektronen, die von dem hyperbolisch komprimierten Raum, den sie im Zentrum als Teilchen darstellen, ausgehen und reflektiert wieder zurückkommen und mit der kleinsten Amplitude phasengleich stehende Wellen bilden.« (70, S. 142f)

63 Dabei sind die beiden grundlegenden »Taktgeber« für die Schwingungen das Proton und das Elektron. »Beide leben unendlich lange. Beide sind in jeder Materie zu finden. Ohne sie passiert im Universum nichts.« Die Global Scaling Theorie verwendet als »Eichmaß« die Eigenfrequenz des Protons, weil sich seine Schwingung überall findet. Das Proton ist der »Uroszillator«, weil es die dichteste Struktur überhaupt hat. (70, S. 103f, 116)

kann ein »Materie-Attraktor«, aber auch ein »Ereignis-Attraktor« sein! Wie gesagt, beschreibt diese Theorie nicht nur das, was auf der materiellen Ebene passiert, sondern auch gesellschaftliche Phänomene und generell alles, was sich zeigt: die Verteilung von Fahrzeugen auf einer Autobahn, von Menschen auf einer Einkaufsstraße, von Geburten, Sporthöchstleistungen und was auch immer sonst stattfindet. Diese Theorie hat also eine enorme Tragweite! Änderungen bzw. »einen fundamentalen Wechsel der Eigenschaften des Prozesses«, welcher auch immer es gerade ist, sind jeweils an den Knotenpunkten möglich, weil »ein Knotenpunkt immer auch einen Phasenwechsel darstellt«. (70, S. 158)

Nach Viehweger übertragen alle Schwingungen Informationen, und zwar umso mehr, je schneller sie schwingen. Die schnellsten Schwingungen findet man im subatomaren Bereich, also sind dort die meisten Informationen enthalten. Materielle Strukturen entstehen durch die Überlagerung von Schwingungen, wobei die Strukturen umso stabiler sind, je länger die Überlagerung andauert. Hier spielt also der Faktor Zeit eine Rolle. Auch Gedanken manifestieren sich so bis hin zu konkreten Objekten, die durch gezielte Gedanken ins Leben gerufen werden. Auch für ihn steckt der Geist in der Materie. (70, S. 137f) Er sagt: »Legt man diese Erkenntnisse dem gesamten Universum zu Grunde, kommt man zu dem Schluss, dass eigentlich alle Materie lebt und Bewusstsein hat, nur in verschiedenem Maße.« (70, S. 142)

Daraus ergibt sich für Viehweger, dass als Ursache für Krankheit *Verzerrungen des Körperfeldes* anzusehen sind, wie auch **Peter Fraser** es sieht (s. o. das »HBF«). Das Körperfeld dient als »Landkarte, nach der sich die Wege aller chemischen Prozesse richten. Die Moleküle rasen auf den Feldlinien entlang, wie man das in einem Magnetfeld mit Eisenspänen beobachten kann. Ist das Feld nun verzerrt, stimmt die Richtung nicht mehr«; die

Moleküle landen nicht dort, wo sie landen sollten, und die vorgesehenen chemischen Reaktionen können nicht stattfinden. »Krankheit« ist der Prozess, mit dem der Körper versucht, diese Verzerrungen wieder in die Harmonie zu bringen, das heißt, »die Folgen der Anregung [für die Abweichung aus dem harmonischen Zustand] auszugleichen und wieder zum optimalen Niveau zurückzufinden«, wobei das nicht immer gelingt. Ein Schock zum Beispiel kann das Körperfeld sehr stark verzerren. (70, S. 151, 180)

Prinzipiell verzerrt jede starke negative Emotion dieses Feld. Wenn das entsprechende Gedankenmuster lange genug andauert, führt es zu Symptomen. Deswegen ist es sicher sinnvoll, nicht nur die »Symptomfrequenz« zu eliminieren, sondern auch nach den sie hervorrufenden geistigen Mustern zu suchen und diese direkt auf Bewusstseinsebene zu ändern. (Das ist es, was wir in der CH'I-Systemik® tun.)

Die Global Scaling Theorie belegt ein weiteres Mal, »dass wir mit allem verbunden sind, was uns umgibt«. (70, S. 156) Viehweger sieht die höchste Harmonie in dem Schwingungszustand, wenn der Eigenschwingmodus die Verbindung mit der »All-Liebe« erreicht, in dem sich »ein Gefühl der Verbundenheit mit allem einstellt«. (70, S. 188) Das dürfte dann dem Zustand nahekommen, der auch als Erleuchtung bezeichnet wird.

Bewusstsein

Die Rolle des Bewusstseins wird von vielen alternativen Ansätzen zur Unterstützung von Heilung hervorgehoben. Für **Warnke** ist das individuelle Bewusstsein Teil eines universellen Informationsfeldes. Über das Bewusstsein hat jedes Individuum Schöpferkraft und dadurch Einfluss auf das, was in der Welt geschieht. (75) Wir können dabei die Realität sowohl für das schalten, was in unserem Körper passiert, als auch außerhalb unseres Körpers! Warnke verweist dazu auf die Experimente von **Paul Davies** zur Beeinflussung von Materie durch Gedanken und das »Global Consciousness Project« (PEAR). Das ist möglich, weil *Bewusstsein Quantenspins ausrichten kann.*

Alles, was in der Materie passiert, muss aus dem Vakuum »in die Realität geschaltet werden«, wie Warnke es ausdrückt. Davies hat gezeigt, dass Gedanken und Gefühle die Spin-Stellung im Raum beeinflussen, und zwar unabhängig von der Distanz des Probanden zu dem von ihm zu beeinflussenden Messgerät. Deshalb kann der Wille des Experimentators das Experiment beeinflussen und bewusstes Denken den Heilungsprozess. Auch der Nobelpreisträger **Eugene Wigner** behauptet, dass es das Bewusstsein ist, das aus der Quantenunschärfe die klare Realität macht. (48) Auch er ist davon überzeugt, dass die Quantentheorie die Existenz eines universellen Bewusstseins im Universum beweist. (79, S. 100)

Und genau das war, so **McTaggart**, der »ketzerischste Befund« all dieser neuen Erkenntnisse. »Alle sorgfältig entworfenen Experimente, die diese Wissenschaftler durchführten, legten die Schlussfolgerung nahe, dass Bewusstsein eine Substanz jenseits unserer Körpergrenzen sei – eine hochstrukturierte Energie, die Materie verändern kann.« (46, S. 9)[64]

Denn, so **Warnke**: »Im Bereich der Quanten, innerhalb des energetischen Geschehens der Atome, ereignen sich Dinge, die den traditionellen Naturgesetzen nicht mehr folgen. Zunächst erzeugte das starke Irritationen. Natürlich war man gewohnt, experimentell gewisse Gesetzmäßigkeiten herauszufinden. Doch je genauer die Experimente wurden, desto weniger war deren Ausgang berechenbar. Man vermutete Messfehler oder andere Fehlerquellen. Erst allmählich setzte sich die Erkenntnis durch: Alles, was sich auf der subatomaren Ebene ereignet, geschieht durch den Einfluss von Bewusstsein und Gedanken. Die Quintessenz lautete: Der Beobachter formt das Beobachtete. Sobald nämlich ein bewusstes Wesen in quantenphysikalische Prozesse eingreift, verändern sich die Resultate.« (80, S. 14f)

Und das erklärt er so: Er bezeichnet die Welt jenseits der Alltagswelt als »Interwelt«, und diese »Interwelt enthält geistig konstruierte Pläne für Materie, der jede reale Kraftkomponente fehlt, es ist eben pure Information. Zwischen puren Informationen

64 Zu Untersuchungen zur Beeinflussung von Maschinen durch Bewusstsein: Robert Jahn (em. Dekan der Ingenieurhochschule Princeton) und Brenda Dunne (Leiterin des Labors von PEAR, Princeton Engineering Anomalous Research)

kann es keine konkreten Kräfte geben, aber – und das ist wichtig – Information enthält die Anweisung zur Entstehung dieser Kräfte, ihre Wirksamkeit und ihre Folgen. Die Alltagswelt ist die Umsetzung dieser Geist-Konstruktionen mit bereits vorhandenen Bauelementen, den Atomen. Dabei wird die Information für Krafteffekte durch eine intelligente Informationsverarbeitung, durch das Bewusstsein umgesetzt.« (80, S. 290)

Wie sehr unser Denken die Umgebung und andere Individuen beeinflussen kann, beschreibt **McTaggart** in ihrem Buch *Intention* auf beeindruckende Weise. Es ist unglaublich, welche Experimente es hierzu gibt.

Goswami spricht in seinem Buch *Das bewusste Universum* von der »transzendenten Ordnung im Bewusstsein«. Das, was in der Wirklichkeit erscheint, war vorher eine im Bewusstsein bereits vorhandene Möglichkeit. Wenn in unserer Raumzeit mehrere Ereignisse gleichzeitig eintreten, kann das »auf eine gemeinsame Ursache sinnvoll bezogen werden, die in einem nichtlokalen Bereich außerhalb von Raum und Zeit angesiedelt ist; und die gemeinsame Ursache ist der nichtlokale Kollaps durch das Bewusstsein«.[65] Auch das »sich entscheidende Bewusstsein«, das zwischen verschiedenen Alternativen auswählt, ist »nichtlokal«. (27, S. 165f) Wichtig ist: Erst durch diesen Kollaps entsteht die Getrenntheit, die wir zwischen verschiedenen Objekten wahrnehmen; vorher

65 Mit »Kollaps« ist hier das Kollabieren der (quantentheoretischen) Wahrscheinlichkeitswelle zu einem in der Raumzeit manifestierten Teilchen gemeint, was, wie es meist beschrieben wird, dadurch geschieht, dass es *als* Teilchen beobachtet wird. Goswami betont, dass das nicht »passiert, weil wir beobachten, sondern weil wir uns für etwas entscheiden und in der Folge dann auch erkennen«. Entscheidend ist dabei also nicht die Beobachtung als solche, sondern die Wahl, die der Beobachter trifft hinsichtlich dessen, was er beobachten will, (27, S. 115) was er u.a. anderem durch die Experimentanordnung tut. Es geht hier wieder um Bewusstsein, nämlich das sich für eine Möglichkeit entscheidende Bewusstsein, und das ist nach Goswami nichtlokal. (27, S. 147f) Mehr zu diesem spannenden Kapitel der Quantentheorie findet sich in Goswamis Buch.

besteht die Untrennbarkeit von allem mit allem und dessen gegenseitige gleichzeitige Beeinflussung. (27, S. 153) Diese »nichtlokale Korrelation« ist das, was den »materialistischen Realisten«, wie Goswami sie nennt, ein Dorn im Auge ist. Sie müssen einräumen, »dass der Quantenkollaps nichtlokal sein muss, wenn man das dazugehörige Szenario [die dazu vorliegenden Daten] wirklich ernst nimmt. Jedoch wollen sie die Bedeutung dessen nicht wahrhaben, so dass ihnen das Wichtigste an der modernen Physik eigentlich entgeht.« (27, S. 157)

»Vorstellungen wie die von einem nichtlokalen und vereinenden Bewusstsein und von nichtlokalen Kollapsen machen das Universum für den materialistisch denkenden Wissenschaftler weniger verständlich – für alle anderen bekommt das Universum durch solche Ideen viel mehr Bedeutung.« (27, S. 170) »Wenn der Gehirn-Geist selbst ein Objekt in einem nichtlokalen Bewusstsein ist, dann ist das, was wir als objektive empirische Realität bezeichnen, innerhalb dieses Bewusstseins.« (27, S. 186)

Man muss sich also nicht darüber wundern, dass einer »geistlosen Naturwissenschaft«, die nichts vom Geist wissen will, das Geheimnis des Lebendigen verborgen bleibt, wie **König** es ausdrückt (35, S. 267), und, wie ich ergänzen möchte, einer geistlosen Medizin das Geheimnis von Krankheit und Gesundheit.

Die Trennung dieser Bereiche ist Ausdruck der – vielfach beklagten – Fragmentierung des Wissens und des Wissenssystems in unserer Geisteskultur und hat dazu geführt, dass die Zusammenhänge immer weniger sichtbar sind. Ohne das Wissen um diese Zusammenhänge sind aber die Fragmente nicht viel wert.

McTaggart erläutert die Bausteine einer Theorie des Bewusstseins, nach der das Bewusstsein über das Nullpunkt-Feld kommuniziert (Pribram, Yaoul, Hameroff und Hagan, 45, S. 146ff).

Wenn das stimmt, dann ist das eine mögliche Erklärung für die Phänomene des Hellsehens und anderer bisher als »übernatürlich« eingestufter Phänomene, für die es inzwischen viele experimentelle Belege gibt. McTaggart beschreibt einige dieser Experimente zur Beeinflussung von Heilung durch Gebete und durch positives Hoffen, Beeinflussung der Kriminalitätsrate durch Meditieren (Kollektivbewusstsein), Beeinflussung des Verhaltens von Tieren und Menschen oder dessen, was geschieht durch Wünschen (auch bei Tieren). Und dabei spielt Entfernung keine Rolle. Noch mal: Bewusstsein ist weder an einen Ort noch an eine Zeit gebunden! Es ist eindrucksvoll belegt, dass Computer schon kurze Zeit *vor* weltweit emotional geladenen Ereignissen mit ungewöhnlichen Schwankungen reagieren (s. das eben erwähnte »Global Consciousness Project« von Davies).

Wir können offenbar unterschiedlich weit bzw. tief auf das Nullpunkt-Feld zurückgreifen und dort Informationen abrufen, je nachdem, worauf wir uns einlassen! **Braud** vermutet: »Bei der gewöhnlichen Wahrnehmung verfügen die Dendriten-Netzwerke in unserem Gehirn nur über eine eingeschränkte Kapazität, Informationen aus dem Nullpunkt-Feld zu empfangen. Das hatte Pribram demonstriert. Wir sind nur auf ein begrenztes Frequenzband eingestimmt.« Es gibt aber erweiterte Formen von Bewusstsein wie Meditation, Trance, und damit können wir ein erweitertes Spektrum von Frequenzen empfangen. (45, S. 207) Weil das Nullpunkt-Feld ein »gigantisches Kryptogramm [ist], in dem ständig alle Atome des Universums verschlüsselt wurden, [enthält es] sämtliche Informationen der Welt – jedes Bild, jeden Klang und jeden Geruch. Wenn Hellsichtige [bei Experimenten zur Fernwahrnehmung] eine bestimmte Szene ›sahen‹, befand sich ihr Geist nicht wirklich dort, wo sich die Szene abspielte. Was sie sahen, waren die Informationen, die der Partner vor Ort in den

Quantenfluktuationen verschlüsselt hatte. Sie griffen die im Nullpunkt-Feld enthaltenen Informationen auf. In gewisser Weise erlaubte uns das Nullpunkt-Feld, das gesamte Universum in unser Inneres zu holen.« (45, S. 239) Hier geht es um Experimente, bei der eine Person im Labor Bilder von Orten beschreiben sollte, die eine zweite Person, teilweise Tausende von Kilometern entfernt, gerade besuchte und tatsächlich sah. Da im Nullpunkt-Feld Zeit keine Rolle spielt und alle Informationen immer gleichzeitig vorhanden sind, sind alle Informationen abrufbar, egal, wann ein Geschehen stattgefunden hat. Es gibt sogar Experimente, die eindeutig belegen, dass eine mentale Beeinflussung von experimentellen Ergebnissen *im Nachhinein* möglich ist! (s. 45, S. 253ff) Es gibt mehrere Hinweise darauf, dass die Einheit von Gedanken und Bewusstsein auf die ständige Interaktion mit dem Nullpunkt-Feld zurückzuführen ist. (45, S. 146)

Auch **Popp** hält Bewusstsein für ein »globales Phänomen, das sich überall im Körper abspielt, und nicht nur im Gehirn«. Es ist seiner Ansicht nach, »aufs Wesentliche reduziert, kohärentes Licht«. **Schrempp** und **Laszlo** gehen davon aus, dass auch das Gedächtnis nicht im Gehirn lokalisiert, sondern im Nullpunkt-Feld gespeichert ist. (45, S. 148ff) Laszlo verweist auf viele Beispiele zu Beobachtungen bei Nahtoderlebnissen, bei denen das **Bewusstsein** auch dann noch funktionierte, wenn die Gehirnfunktion erloschen ist und alle anderen Kriterien des klinischen Todes erfüllt waren. (38, S. 142f).

Das alles belegt nach **McTaggart**, dass das individuelle lebendige Bewusstsein nicht von seiner Umgebung zu trennen ist. »Diese Experimente hatten geholfen, die alternative Medizin zu bestätigen, deren Wirkungsweise stets empirisch belegt, aber nie verstanden wurde.« Sie bestätigen auch die alten Weisheiten traditioneller Kulturen und liefern »einen wissenschaftlichen Beleg für die Mythen und Religionen, an die Menschen seit jeher geglaubt haben, ohne sie beweisen zu können. Nun gab es einen wissenschaftlichen Bezugsrahmen für das, was die Weisesten unter uns schon immer gewusst hatten.« (45, S. 326f)

»Traditionelle Kosmologien sprechen vom undifferenzierten, allumfassenden Bewusstsein des Universums, das sich im Laufe der Zeit aus seinem Urzustand der Einheit löst und in bestimmten Materiestrukturen eine örtliche Begrenzung erfährt. Die wissenschaftliche Interpretation macht deutlich, dass es im Quantenvakuum – auf der tiefsten Ebene des Kosmos – ein Bewusstsein gibt, und dass dieses Bewusstsein lokalisiert wird, wenn im kosmischen Evolutionsprozess Teilchen aus dem Vakuum auftauchen und sich zu Atomen und Molekülen – und auf Planeten, auf denen es Leben gibt, auch zu Zellen, Organismen und Ökologien – entwickeln. Es scheint, dass mystische, meditative und andere Erfahrungen in veränderten Bewusstseinszuständen sowohl in klassischer als auch in moderner Zeit in eine gemeinsame Richtung weisen. Dies ist eine bemerkenswerte Bestätigung für die Annahme, dass es ein Urbewusstsein – ein Bewusstsein des Universums selbst – gibt. Die intuitive Erkenntnis, dass das Universum von Geist erfüllt ist, ist so alt wie die Menschheit.« (38, S. 154ff)

Bohm vermutet, dass sich in allen Religionen die Idee findet, »dass es Dinge gibt, die sich jenseits der Zeit befinden«. (9, S. 151) Er unterscheidet *Bewusstsein* von *Bewusstheit*. Unbewusstes gehört für ihn zu Ersterem. Er beschäftigt sich am Ende seines Buches *Die implizite Ordnung* sehr ausführlich mit dem Thema und unterscheidet verschiedene »Tiefen der Innerlichkeit«.

Auch **Petry** erklärt die Möglichkeit von Fernheilung oder die Austestung ohne Hilfe von Messgeräten lediglich über ein Foto oder andere Dinge wie Haare dadurch, dass es ein »geistiges Band« zwischen Untersucher und Patienten gibt, das über das Quantenfluktuationsfeld besteht. Beide bilden ein »gekoppeltes Quantensystem«. »Die Information, zu der ich gelange, stammt nicht von der Person, die ich teste, sie kommt aus dem Quantenfluktuationsfeld. Die Information ist lediglich dem Patienten zugeordnet. Wen oder was ich teste, ergibt sich daraus, welche Quantensysteme ich miteinander kopple [per Bewusstsein]. Diese Vorstellungen sind unserem heutigen, westlichen Kulturkreis fremd. Östlichen Anschauungen und Philosophien ist dieses Denken geläufig. Was wir als Quantenfluktuationsfeld bezeichnen, wird von den Asiaten als Qi (gesprochen Chi) bezeichnet. Den Asiaten ist es keinesfalls fremd, dass das Qi mental transformiert werden kann.« (58, S. 45)[66]

Ob tatsächlich das Quantenfluktuationsfeld als Ganzes mit dem Qi identisch ist, sei dahingestellt. Auf jeden Fall kann ich nur bestätigen, dass man jede beliebige Person, Tiere, Pflanzen oder was auch immer mental testen kann, egal, wie weit entfernt sie sind. Dazu ist auch kein Foto oder Sonstiges nötig, sondern das geistige Einstellen darauf reicht völlig aus. Schon lange bekannt ist spätestens aus der Kinesiologie auch die Surrogat-Testung, das heißt, man kann über eine andere Person diejenige testen, um die es geht (egal, ob beide sich kennen oder nicht), so wie auch Tiere oder Kleinkinder, die sich nicht kinesiologisch testen lassen.

Oschman sagt auf den Körper bezogen: »Was wir als ›Geist‹ und ›Bewusstsein‹ beschreiben, umfasst möglicherweise die Gesamtheit aller Kommunikationsprozesse und Regulationen im Körper, die elektromagnetischen Signaturen der unzähligen Moleküle und Atome und die Energiefelder, die mit ihnen verbunden

---

66 Niels Bohr soll anlässlich seines China-Aufenthaltes 1937 gesagt haben: »Das Chi ist das Äquivalent des modernen Quantenfeldes.« (in 76, S. 150)

sind.« (56, S. 235) Er verweist auf die von ihm als sehr bedeutsam eingestufte Bewusstseinstheorie von Jason W. Brown (»Mikrogenese«), die die Art der Umsetzung der feinstofflichen Energien im Gehirn beschreibt. (56, S. 105ff).

Nach **Lipton** bildet jede Zelle 1,4 Volt, ist also eine kleine Batterie. Bei 50 Billionen Zellen ergibt das 700 Billionen Volt für einen Körper. Er geht davon aus, dass man diese Energie mithilfe des Geistes fokussieren und dadurch Änderungen im Körper bewirken kann. (41)

Die Sache mit dem Bewusstsein ist also spannend! Die neuen Erkenntnisse unterstützen die These, dass das Bewusstsein nicht auf das Gehirn beschränkt ist. Der »brodelnde Untergrund« im Nullpunkt-Feld scheint sehr viel damit zu tun zu haben, denn es muss eine Ursache dafür geben, dass das, was sich letztlich manifestiert – egal ob materiell oder in einer anderen Form dessen, was uns begegnet –, irgendwie »in Form gebracht« werden kann, um es einmal so auszudrücken. Auf der Homepage der DGEIM (Deutsche Gesellschaft für Energetische und Informationsmedizin) ist sogar schon von *Bewusstseinsphysik* die Rede, die die neue Quantenmedizin nutzt. Auch **Hollerbach** spricht von einer »Quantenmedizin« als der neuen Wissenschaftsmedizin. Das wichtigste und bedeutendste Fachgebiet der Quantenmedizin ist dabei die von ihm so bezeichnete »Energie-Informationsmedizin«. Auch nennt er die moderne Quantenphysik eine »Bewusstseinsphysik«. (33)

Eben mit diesem Bewusstsein arbeiten viele alternative medizinische Ansätze, weil es für Heilung offensichtlich um eine Änderung dessen geht, was bewusst oder unbewusst geglaubt wird. **Doepp** spricht auch von einer Bewusstseinsmedizin (20, S. 287). An diesen Glaubenssätzen zu arbeiten bzw. blockierende zu lösen erweist sich immer wieder als sehr nützlich, wie ich aus meiner eigenen Arbeit bestätigen kann, in der dies eine zentrale Rolle einnimmt. Es geht auch auf direkter körperlicher Ebene oft darum, dem erkrankten Bereich neue Informationen, zum Beispiel in Form von Frequenzen, die in den Körper geleitet werden, zu liefern und die alten disharmonischen durch die zu ersetzen, die den gesunden Zustand repräsentieren.

Oppelt zitiert den Physiker **Thomas Görnitz**: »Quantentheoretische Ganzheit bedeutet, dass es keine Materie ohne Geist, ohne Bewusstsein gibt. Geist und Materie bilden eine nahtlose Einheit, Quanten zeigen uns die verborgene Einheit der Welt.« »Bewusstsein«, so Görnitz, »ist Quanteninformation, die sich selbst erlebt und sich selbst kennen kann.« (54, S. 56, 69)

Am ausdrücklichsten Bezug zur spirituellen Dimension nimmt **Richard Gerber**. Sein Buch ist in viele Sprachen übersetzt worden, leider nicht ins Deutsche. Auch wenn es 500 Seiten englische Lektüre sind, möchte ich Ihnen dieses Buch sehr ans Herz legen.

In seinem Vorwort zu diesem Buch sagt **Tiller**, dass wir alle Teile des Göttlichen sind, unzerstörbar und ewig, und dass wir dabei sind, eine ätherische Wissenschaft der Materie zu entwickeln. (in 25, S. 15f) **Cousins** beschreibt den Inhalt des Buches als Entwurf eines klaren Modells des menschlichen Organismus vom Physischen bis hin zum Ätherischen mit dem Ergebnis, ein funktionales Verständnis der Körper-Seele-Geist-Einheit zum Verständnis ganzheitlicher Gesundheit zu erreichen. Wie er sagt, ist schon die Idee von »Energie« ein Konzept, es ist aber hilfreich, um die bisher mechanistisch geprägte Auffassung von Materie zurechtzurücken. Auch für ihn umfasst die ganzheitliche Perspektive den Bezug zum gesamten Universum, in das der Mensch eingebettet ist. Er unterstützt Gerbers Auffassung, dass eine Medizin, die den Geist leugnet bzw. ignoriert, unvollständig ist und die grundlegendste Eigenschaft der menschlichen Existenz, nämlich die spirituelle, ausspart. Er definiert Gesundheit als »vollständige Balance unseres feinstofflichen Systems mit den Kräften unseres physischen ›Gefährts‹ und den Kräften von Mutter Natur«. (in 25, S. 17ff)

Gerber will Krankheit auf einer tieferen Ebene verständlich machen, nämlich da, wo unsere Gedanken und Gefühle als geistige Verursacher wirken. Er sagt ausdrücklich, dass er damit die Lücke zwischen Wissenschaft und Metaphysik überbrücken will. (25, S. 21) Hier erinnere ich noch einmal an die oben gestellte Frage, ob es überhaupt noch sinnvoll ist, von »Metaphysik« als »jenseits der Physik« zu sprechen, wenn die Physik inzwischen längst bei dieser Begrifflichkeit bzw. jenseits der alten Vorstellung von dem, was Materie ist, angekommen ist. Es gibt hier keinen Gegensatz mehr.

Nach **Gerber** haben viele Wissenschaftler bei ihrem Fokus auf die mikromolekular zu beobachtenden Prozesse den Blick für das größere Bild der menschlichen Existenz verloren, zu dem die Spiritualität gehört. Die »alternativen Ansätze« sind seiner Ansicht nach gerade deshalb oft erfolgreich, weil sie disharmonische Muster »in der höheren Dimension« korrigieren, von wo aus die physiologischen Funktionen und die Verhaltensmuster kontrolliert werden. (25, S. 23) Schnellkorrekturen auf rein physiologischer Ebene sind meist langfristig weniger effizient als die Musterkorrektur auf der Ebene der organisierenden Energiefelder. Die Basis wiederum für die Wirkung dieser Energiefelder ist das Wirken des Geistes.[67] Gerber scheut sich nicht, hier von Gott und der Ver-

67 Mit »Geist« habe ich hier das Wort »spirit« übersetzt, das im Englischen von »mind« unterschieden wird.

bindung des Menschen und der ganzen Schöpfung zu dieser Dimension zu sprechen. (25, S. 44)[68]

Gerber benutzt nicht den Begriff »Blaupause«, spricht aber von einem bioenergetischen Feld, das die Form liefert, in die das wachsende Leben – egal ob Fötus, Pflanzenkeimling oder auch nach einer Verletzung nachwachsendes Gewebe – gleichsam hineinwächst. Dieses Feld ist holographisch organisiert und für ihn identisch mit dem »Ätherkörper« (25, S. 51), der ersten der sogenannten Aura-Schichten um den Körper (in dieser Schicht befindet sich nach Stelzl die Blaupause). Diese »energetische Matrix« liefert die strukturellen Daten für das Wachstum. (25, S. 82) Für Gerber gibt es eine Lebensenergie, die Teil des Geistes (»spirit«) ist, der alle Lebewesen beseelt. Sie arbeitet mit Überlicht-Geschwindigkeit (25, S. 22, S. 27) und wird vom Ätherkörper gesteuert. Es sind die Änderungen im Ätherkörper, die den physisch manifest werdenden Krankheiten vorausgehen. (25, S. 65, S. 69)

Die Meridiane bilden das Bindeglied zwischen dem Äther- und dem physischen Körper und liefern ihm die Lebensenergie, das »Qi« oder »Chi«, auch Ch'i geschrieben.[69] Aufgabe der Chakren ist es wiederum, die hohen Energien aus den feinstofflichen Schichten um den Körper herunter zu transformieren, sodass sie für den physischen Körper nutzbar werden. (25, S. 126ff) Diese »Lebenskraft-Energien« sind hierarchisch organisiert entsprechend ihrer verschiedenen Funktionen für die elektrophysiologischen Vorgänge, die hormonellen und die auf Zellebene. Auf sie wirken unsere Emotionen, aber auch unsere spirituelle Verfassung, die ausgeglichen oder unausgeglichen sein kann. (25, S. 43)

---

68 Vgl. Werner Heisenberg: »Der erste Trunk aus dem Becher der Naturwissenschaft macht atheistisch, aber auf dem Grund des Bechers wartet Gott.«

69 Nach Gerber verstehen die Chinesen das Chi als Energie, die sowohl nährende als auch zellorganisierende Eigenschaften hat. (25, S. 176)

Hier ist zu ergänzen, dass zum chinesischen Konzept des Qi oder Chi die Vorstellung gehört, dass die Energien sich fließend zwischen den Polen des Yin und Yang bewegen und beides nicht als voneinander trennbar verstanden wird. Im gesunden Zustand pendeln die jeweiligen Energien um einen harmonischen Mittelbereich (s. o. »dynamisches Gleichgewicht«), und erst wenn sie zu weit in eines der beiden Extreme rutschen, wird das Geschehen krankhaft. (25, S. 176f)

Materie ist nach **Gerber** »gefrorenes Licht«. Sie entsteht dadurch, dass hochenergetische Photonen beim Vorbeifliegen an schweren Atomkernen zu einem Teilchen-Antiteilchen-Paar werden, wobei beide spiegelbildlich aussehen. Dazu bremst das Photon ab, und seine wellenartigen Eigenschaften verändern sich, sodass diese jetzt wie »versteckt« in der Materie enthalten sind. So erklärt sich für ihn der »Welle-Teilchen-Dualismus«, der kein wirklicher Dualismus ist, sondern zustande kommt, weil der Zustand des Photons sich ändert, wenn es »zu Materie gefriert«.

Gerber bezieht sich auf das Modell zur positiven und negativen Raum-Zeit von **Tiller**, nach dem positive »Raum-Zeit-Materie« nur bei Geschwindigkeiten unterhalb der des Lichts existieren kann, während die Geschwindigkeiten darüber hinaus in den Bereich der negativen Raum-Zeit fallen. Und hier wird es interessant, weil danach Elektrizität und elektromagnetische Kräfte in den Bereich der positiven Raum-Zeit gehören, Magnetismus und eine Kraft, die Tiller als magneto-elektrische Strahlung (!) bezeichnet, hingegen zur negativen Raum-Zeit. Für Letztere hatten wir bisher nicht die Messmöglichkeiten, und gerade da sind die »Teilchen« angesiedelt, die für die Diskussion um die subtilen Energien relevant sind (z.B. Tachyonen) sowie auch die Lebensenergie und der Ätherkörper! In diesem Modell von Tiller gibt es keine Frequenz-Überlappung zwischen der positiven und der negativen Raum-Zeit![70] (25, S. 147f) Gerber stellt das Modell der verschiedenen Frequenzen der subtilen Energie-Körper von Tiller in seinem Buch auf Seite 156 dar. Sein eigenes Modell des multidimensionalen menschlichen Energiesystems findet sich auf Seite 231.

Gerber beschreibt den Körper von Lebewesen als komplexes energetisches Interferenzmuster, das durchdrungen ist vom organisierenden bioenergetischen Feld des Ätherkörpers. Die Schwingungsmedizin wirkt auf dieser ursprünglicheren subtilen Energie-Ebene, die »weniger dicht« und höherfrequent ist als die physische. (25, S. 59f) Sie sucht die Vorläufer von Krankheiten bereits in den Energiemustern und findet dort eventuelle Abweichungen von der Ordnung, lange bevor sie auf der physischen Ebene manifest werden. (25, S. 107) Gerber sieht Krankheit als energetisches Ungleichgewicht des Körpers als Ganzem, weil dieser Körper ein gesamtheitlicher Ausdruck ist. Er schwingt je nach Verfassung des Individuums auf einer Hauptfrequenz, mit der er auf die Lebensumstände insgesamt reagiert. (25, S. 209) Diese Reaktion hat wiederum damit zu tun, dass es eine Seele gibt, denn die Disharmonie ergibt sich dann, wenn man nicht in Übereinstimmung mit seiner Seele und seinem Höheren Selbst denkt und handelt.[71] Gerber zitiert dazu **Edward Bach**, den Erfinder der Bachblüten, der das schon so gesehen hat und den Zweck der Inkarnation der Seele darin sieht, dass sie bestimmte Erfahrungen machen und ein tieferes Verständnis der Dinge erreichen will. (25, S. 244f)

---

70 Hier kommt auch die negative Masse ins Spiel, weil alle Lösungen der Einstein-Lorentz-Transformation bei Überlichtgeschwindigkeit negativen Charakter haben. (Hier geht es im Weiteren um negative Entropie, s. dort genauer.)

71 Man könnte Gerber an dieser Stelle so verstehen, als seien »Seele« und »Höheres Selbst« identisch, was sich anhand der anderen Stellen, an denen er über das Höhere Selbst spricht, aber nicht bestätigt. Ich persönlich sehe zwischen beidem einen Unterschied.

Auch Gerber weist immer wieder darauf hin, dass die holographische Organisation des Universums ermöglicht, dass jeder Teil des Universums mit jedem anderen verbunden ist und alle Änderungen an einer Stelle sofort überall registriert werden. (25, S. 61)

Wenn man sich vorstellt, dass das normale Streulicht einer Glühlampe zu Laserlicht umgewandelt in der Lage ist, ein Loch in eine Stahlplatte zu brennen, bekommt man nach Gerber vielleicht eine Vorstellung davon, was kohärent gebündelte Gedanken, die ja auch Wellen sind, zu bewirken vermögen. Verschiedene Meditationstechniken zielen darauf ab, diese Kohärenz zu erzielen. (25, S. 64)

Und wenn Materie verdichtetes Licht ist, dann dürfte das bedeuten, dass bei einer Materialisierung das Licht in seiner Geschwindigkeit abgebremst wird und dabei seine Schwingungsfrequenz verlangsamt. Dann kann man sich gut vorstellen, wie die verschiedenen Verdichtungsstufen von energetisch über elektromagnetisch und andere Zwischenformen bis hin zu Materie entstehen.

Zusammenfassung

Alle Teile der Materie, ob Elektronen, Atome, Moleküle, jede einzelne Zelle und jedes Organ haben ihre eigene spezifische Schwingung, anhand der sie auch identifiziert werden können. Über ebendiese spezifische Schwingung kann sowohl diagnostiziert als auch therapiert werden. Je größer die jeweils betrachtete Einheit im Körpersystem[72], umso komplexer ist das Schwingungsmuster, aber es ist nichtsdestoweniger jeweils charakteristisch. Für jede lebende Struktur und auch für jede Funktion gibt es eine Ordnung. Alles zusammen ergibt die Ordnung des gesamten Organismus. Auf jeder Ebene dieser hierarchisch gegliederten Ordnungsebenen können Störungen auftreten, und je höher in der Hierarchie die Störung angesiedelt ist, umso stärker betroffen ist der Rest des gesamten Körpers bzw. umso gravierender ist das Krankheitsgeschehen.

72 Ken Wilber spricht hier von verschiedenen »Holons«, das heißt, man kann auf verschiedenen Ebenen die jeweils bestehende Einheit betrachten bzw. untersuchen. Das Atom bildet eine Einheit, die Teil ist von der größeren Einheit eines Moleküls, welches wiederum eingebunden ist in den Verband einer Zelle. Viele Zellen bilden die Einheit »Organ« usw., und das hört nicht beim »ganzen Lebewesen« auf, denn auch das ist wieder eingebunden in größere Zusammenhänge. Wichtig ist, dass man sich jeweils beim Betrachten eines Holons der Tatsache bewusst ist, dass es immer Teil eines größeren Ganzen ist.

Wichtig ist, dass diese »Ordnung« von einer darüberliegenden Ebene bestimmt wird (s. Bohm). Sie hängt ab vom *Zweck* der jeweiligen Einheit. Es ist das Ganze, das funktionieren soll, und von dort her muss gedacht werden, wenn man die Ordnung verstehen will (»Systemdenken«). Etwas ist – in kleineren Einzelteilen oder als Ganzes – »aus der Ordnung«, wenn seine Bausteine und Funktionen nicht mehr richtig aufeinander abgestimmt sind. Hier wird nicht zufällig eine Metapher aus der Musik verwendet: **Popp** und andere vergleichen den Körper mit einem Orchester, in dem es um das harmonische Zusammenspiel geht. Was wann harmonisch ist, hängt vom Stück als Gesamtkomposition ab, und da steckt eine »Gesamtidee« (ebender Zweck) dahinter.

Wir versuchen bei unserem Denken meist, Grenzen zu setzen, um überschaubare Bereiche zu schaffen. Die Dinge sind oft sehr komplex, und wir können nicht alles auf einmal betrachten, geschweige denn alle Wechselwirkungen zwischen den »Einzelteilen« der Dinge und der uns als getrennt erscheinenden Dinge wiederum untereinander erfassen. Wir sollten aber bei unseren Untersuchungen von einem der Systemteile nicht vergessen, dass es diese vielfältigen Beziehungen gibt und die verschiedenen Regelkreisabläufe nahtlos ineinander übergehen! Sicher kann man eine Leber untersuchen, und es ist sinnvoll, dieses Organ mit einem eigenen Namen zu belegen. Seine Funktion ist aber nicht angemessen bzw. vollständig aus dieser abgetrennten Betrachtungsweise zu erklären, sondern nur unter Bezugnahme auf den gesamten Organismus. Schon die Hinzunahme des »Funktionskreises Leber«, wie ihn die Meridianlehre versteht, geht um vieles weiter. Noch ganz andere Dimensionen kommen dazu, wenn man den emotionalen Zustand »Wut/Zorn« miteinbezieht, der diesem Organ zugeordnet wird.

Gerade in der Medizin ist es wichtig, das Gesamtbild zu verstehen. Eine ganzheitliche Regulation muss die zahlreichen Wechselwirkungen im Organismus und die verschiedenen Hierarchie-Ebenen der Steuerung miteinbeziehen. Wir sind weit davon entfernt, alle Regelkreise zu verstehen, die im Körper ablaufen, und kennen erst recht nicht alle Verknüpfungen und Überschneidungen dieser untereinander. Wenn man an einer Stelle eingreift, können »Nebenwirkungen« an ganz anderen Stellen auftreten, die man gar nicht als im Zusammenhang damit stehend erkennt.[73] Jeder reduktionistische Ansatz kann deshalb schwerwiegende Folgen haben, während die energiemedizinischen Ansätze grundsätzlich systemisch denken.

Wenn dieser ganzheitsmedizinische Ansatz die zahlreichen Wechselwirkungen berücksichtigt, die es im Körper gibt, kann nicht mehr wundern, dass es immer um sehr individuelle Behandlungen geht, die nicht über Standardmessverfahren und Doppelblindstudien miteinander verglichen werden können. Hier wird ein bestimmter Parameter herausgegriffen und isoliert betrachtet, aber er ist nun mal nicht isoliert vom Restgeschehen zu begreifen.

Der energetische Ansatz ist in der Lage, ein ganzheitliches Fundament für die Medizin zu liefern; er bezieht alle an Gesundheit und Heilung beteiligten Faktoren einschließlich des Bewusstseins mit ein. Diese Betrachtungsweise der Vorgänge im Körper verlangt eine Änderung im Denken, so wie die Erkenntnisse zum Energie-Begriff eine Änderung der Vorstellung von dem, was Materie ist, fordern. Sie ist Voraussetzung für ein Verständnis dessen,

---

73 Bei der Arbeit mit der Einhandrute muss man das auch nicht alles im Einzelnen verstehen, sondern kann testen mit einer Frage wie »Wie ist es für das System, wenn ich Maßnahme X ergreife?« Das kann man im Hinblick auf das Gesamtsystem Körper oder auch einen bestimmten Teil wie ein Organ oder den Hormonhaushalt abfragen. Man bekommt dann das Ergebnis, ob es völlig in der Ordnung für das System ist oder, wenn nicht, wie weit man das System damit irritieren würde.

was im energetischen Gesamtsystem »Körper« passiert und warum. »*Die Materie selbst ist ein energetischer Prozess.*« (61, S. 87ff) Sie ist »letztlich ein Energiemuster und das Feld das dazugehörige Organisationsprinzip, ohne das sich die Materie auflösen würde. **Einstein** nannte dieses Ordnungsmuster das ›universale Feld‹.« (80, S. 251)

Wichtig ist, dass die Vernetzung zwischen den einzelnen Ebenen so eng ist, dass eine Änderung auf einer bestimmten Ebene zu Reaktionen auf allen anderen Ebenen führt, weil immer eine Verbindung zwischen allen besteht. **Bohm** beschreibt das als »gegenläufige Bewegung von Energie« oder »zwei Seiten der gleichen Fließbewegung«, weil jede Ebene jeweils auf die unter und die über ihr liegenden einwirkt, genauer: eine Bedeutungsänderung auf der einen Ebene sich als Bedeutungsänderung auf den anderen Ebenen auswirkt. (9, S. 99, S. 128) Dabei mag es Schwellen geben, die überschritten werden müssen, bevor etwas zum Beispiel physisch manifest wird, das heißt aber nicht, dass vorher nichts für diese Ebene Relevantes, das heißt etwas von Bedeutung, passiert wäre. Je mehr der Ganzheit der Wirklichkeit wir erfassen (Bohm: je mehr der Bedeutungen wir »entfaltet« haben), umso mehr wird von den Zusammenhängen erkennbar. Und das heißt auch: Wenn man eine Änderung des Bewusstseins oder des Geistes bewirkt, hat das automatisch eine Veränderung der Materie zur Folge; sie ändern sich immer nur gemeinsam. (9, S. 119)

Die Physis ist nicht die Materie. Sie ist das Feld mit allen genannten Einflussfaktoren, durch das sich etwas zu Materie verdichtet. Und die Naturwissenschaft Physik hält schon lange nicht mehr kleinste Materieteilchen für die grundlegenden Bausteine dessen, was unsere Welt ausmacht. In den Worten **Laszlos**: »Materie weicht der Energie als grundlegendes Kriterium der Realität, und kontinuierliche Felder ersetzen diskrete Teilchen als grundlegende Elemente eines in Energie getauchten und von Information erfüllten Universums. Die Realität, die wir als Universum bezeichnen, ist ein nahtloses Ganzes.« (36, S. 60) Wir denken dennoch immer noch meist in »Teilchen« statt in vibrierenden Feldern mit verdichteten Bereichen, die sich überlappen und ständig interagieren. Und auch das ist noch eine falsche Vorstellung, wenn man an den holographischen Aspekt des Seins denkt.

Die Lichtgeschwindigkeit ist nicht die Grenze für Informationsübertragung. Es gibt instantane Verbindungen, und das macht einen riesigen Unterschied für die Art und Weise, wie die Dinge zu erklären sind. Alles ist mit allem verbunden, sodass überall spürbar ist, wenn sich ein Teil verändert. Alles kann sich also nicht nur mechanisch untereinander austauschen; wenn man *Information* mit hinzunimmt, wird der holographische Charakter erkennbar.

Das ist ein sehr spannender Punkt für die Energiemedizin! Egal, auf welcher Ebene man arbeitet, und sei sie noch so geistig subtil, es hat auf das ganze restliche System Einfluss, und wenn man ein heftiges altes Seelentrauma gelöst hat, können sehr schnell physische Veränderungen folgen. Es ist nicht nur meine Erfahrung, dass jedes Symptom auf einer Blockade beruht, und »Blockade« heißt immer »Blockade von Energiefluss und Information«. Wenn die Blockade beseitigt ist, kann wieder Energie fließen, und damit können die Informationen in den Körperteil gelangen, die dort vorher gefehlt und dadurch die »Krankheit« verursacht haben. Wenn die störenden Steuerungsimpulse eliminiert sind, kann der Körper wieder seine Selbstheilungskräfte nutzen und ins natürliche Gleichgewicht gelangen. Vorsorge kann man entsprechend dann betreiben, wenn man – wie **Viehweger** es nennt – die Steuerungsvorgänge im Körper kennt sowie die »Informationsstörung«, die einer Krankheit vorausgeht. (70, S. 155)

Wenn die Basis von allem, auch der zu Materie verdichteten Energie, Felder sind, dann ist es naheliegend, dass man am effektivsten zur Heilung beitragen kann, wenn man auf diese Felder Einfluss nimmt. Und es ist klar, dass Mess- bzw. Test-Methoden, die Disharmonien schon auf einer feinstofflicheren als der somatischen anzeigen können, mehr als wünschenswert sind. Mit ihrer Hilfe kann wirkliche *Prophylaxe* betrieben werden! Ich erinnere hier noch einmal: Nach dem gegenwärtigen Kenntnisstand der Physik besteht unsere sichtbare Welt allein aus der elektromagnetischen Energie, die nur rund 5 Prozent ausmacht. Wir können nach **Warnke** noch so viel über Heilung spekulieren, das ist alles unwichtig, weil mehr als 95 Prozent aus anderen Energien besteht. (75) Auch Krankheiten haben eine »energetische Signatur« (45, S. 283), die man messen kann, wie die zahlreichen feinstofflich arbeitenden Messgeräte belegen, die es inzwischen gibt. Diese Signatur ist wesentlich früher vorhanden als das körperliche Symptom.

Viele feinstofflich arbeitende Methoden suchen (Geräte-unterstützt oder nicht, wie die Homöopathie) nach der »fehlenden Information«. Es trifft zu, dass bei Krankheit oder anderen Schwierigkeiten die »richtige«, das heißt harmonische Information fehlt, die Frage ist aber, *warum* sie fehlt! Wenn man einfach die falsche löscht, zum Beispiel gleichsam »mechanisch« durch Interferenz, oder die richtige Schwingung ins System einschleust (per Globuli oder Schwingungen direkt), kann es sein, dass das nur kurzzeitig hilft. Der Grund ist, dass die disharmonische Geisteshaltung dadurch nicht unbedingt beseitigt ist! Wenn sie weiter wirkt, wird durch die emotionale Ladung die »Batterie« wieder aufgeladen, und das Problem taucht wieder auf.

Damit ist nicht gesagt, dass der Einsatz der »richtigen« Frequenz nicht dauerhaft zur Heilung beitragen kann! Die Homöopathie kann hier zahlreiche Erfolge vorweisen, eben weil sie die emotionale Ebene miteinbezieht! Ebenso kann zum Beispiel eine Klangtherapie ordnende Impulse auf den Körper ausüben, ganz einfach weil Klang Schwingung ist, und jeder Klang sein spezifisches Schwingungsmuster hat, und dasselbe gilt für alle Einflüsse über Geräte oder Materialien, die dem Körper Frequenz-Informationen zur Verfügung stellen.

Man kann das Energiesystem des Körpers mit energetischen Mitteln immer positiv beeinflussen und damit Heilung unterstützen. Wie weit, hängt vom Gesamtzustand des Körpers ab, der Heftigkeit des auslösenden Ereignisses und der Dauer der bestehenden Beeinträchtigungen. Es liegt auf der Hand, dass ein Wiederherstellen des gesunden Zustandes umso einfacher möglich ist, je früher man in das Geschehen eingreift. Dabei sind die Kontrollsysteme des Körpers hierarchisch organisiert. Je nachdem, auf welcher Ebene man eingreift bzw. korrigiert, erreicht man mehr oder weniger der damit verbundenen Teilsysteme.

Auch wenn sich Krankheiten teilweise über chemische Untersuchungsmethoden nachweisen lassen, weil sie sich in veränderten Molekül-Gleichgewichten äußern, liegt ihre eigentliche Ursache in anderen Bereichen. Sie lassen sich über energetische Messungen generell früher nachweisen. Daher lässt sich, so **Oschman**, »das Gleichgewicht oft schon dadurch wiederherstellen, dass man dem Organismus die richtige oder ›gesunde‹ Frequenz zur Verfügung stellt«. (56, S. 123) »Der therapeutische Einsatz von Schwingungen ist weder Magie noch Aberglauben, sondern stützt sich auf Biologie, Chemie und Physik.« (56, S. 111)

Nach diesen Darstellungen ist es kaum sinnvoll, scharf zwischen Energie- bzw. Schwingungs- oder Informations-Medizin zu unterscheiden, auch wenn Information in Schwingungsmustern enthalten und nicht mit »Energie« identisch ist. Für eine mögliche Definition der neuen Ansätze kann man das von **Bischof** oben zitierte »Oszillator-Modell des Organismus« durch die neue Biophysik heranziehen: Sie betrachtet »den lebenden Organismus als ein hochkomplexes, kohärentes Resonanzsystem oszillierender Felder und rhythmisch schwingender Gebilde« (s. o.). Darauf versuchen die Methoden der neuen Ansätze einzuwirken und die Eigenregulation wiederherzustellen.

Oschman formuliert es so: »Fast alles, was wir über lebende Systeme wissen, stützt sich auf die Analyse von Schwingungen. Jedes Elektron, Atom, Molekül, jede chemische Bindung, jede Zelle, jedes Gewebe und Organ (sowie der Körper als Ganzes) schwingt im lebenden Zustand in einer eigenen, charakteristischen Weise. Da lebende Strukturen und Funktionen eine Ordnung besitzen, sind auch biologische Schwingungen auf sinnvolle Art und Weise organisiert und tragen Informationen zu einem dynamisch schwingenden Netzwerk bei, das sich durch den ganzen Körper und in den umgebenden Raum hinein erstreckt. Vertreter der ›Energie-‹ und ›Schwingungsmedizin‹ bemühen sich um ein Verständnis dieser kontinuierlichen energetischen Matrix, um auf sie einwirken und dadurch Heilprozesse unterstützen zu können.« (56, S. 111)

Die verschiedenen Namen für die alternativen medizinischen Methoden bezeichnen nicht grundsätzlich voneinander verschiedene Ansätze, sondern verschiedene Aspekte des Geschehens! Information zeigt sich auf den Ebenen, wo Musterbildung stattfindet. **Bohm** bringt dazu als Beispiel: Für uns ist Musik an Zeitempfinden gebunden, also ein Nacheinander, aber gleichzeitig steckt die Melodie und auch die Harmonie, die wir beim Hören eines Musikstückes empfinden, im Ganzen als Ganzes. Es gibt ein übergeordnetes Empfinden dessen, was das Ohr als Zeitfolge liefert, und das ist eine andere Ebene als die Wahrnehmung der Tonfolge. Beides findet gleichzeitig statt! (8, S. 257)

Schwingungen sind strukturbildende Kräfte. (27, S. 84) Und: Schwingungen sind Informationsträger. Die gesamte Kopplung der »Einzelteile« des Organismus geschieht über Schwingungen. *Wir sind Schwingungswesen!* Nur so kann dieses erstaunliche Wunderwerk »Lebewesen« funktionieren, das Milliarden von Einzelprozessen koordinieren muss, um zu existieren.

»Chemische Botenstoffe übertragen ihre Informationen letztlich elektromagnetisch. [...] Nervenimpulse und chemische Botenstoffe bleiben im Innern des Individuums, während Energiefelder in die unendliche Weite des Raumes ausstrahlen und sich auf andere in der Nähe auswirken können. Seit Jahrtausenden wussten Energietherapeuten in der Praxis Phänomene zu würdigen, die nun endlich einer wissenschaftlichen Forschung offen stehen.« (56, S. 228)

»Die Naturwissenschaften durchlaufen im Augenblick einen grundsätzlichen Paradigmenwandel. Das derzeit vorherrschende Paradigma getrennter materieller Dinge, die durch mechanische Beziehungen von Ursache und Wirkung verbunden sind, hat ausgedient; es gibt immer mehr Dinge und Prozesse, die es nicht erklären kann. Das klassische naturwissenschaftliche Bild des Universums hat sich als fehlerhaft herausgestellt. Der ursprüngliche ›Stoff‹, aus dem das Universum besteht, ist Energie und nicht Materie, und der Weltraum ist weder leer noch passiv – er ist gefüllt mit virtuellen Energien und Information. Das Universum ist ein sich entwickelndes integrales System, das schwindelerregend kohärent und miteinander verbunden ist.« (37, S. 8)

Für **Treugut** bedeuten die neuen Sichtweisen eine »Änderung des Erkenntnisrahmens in der Medizin«, auch wenn das bisher »nur punktuell wahrgenommen« wurde. »Information« ist als dritte Entität des Universums neben Energie und Materie anzusehen (67, S. 10). Sie kann auf eine Trägerwelle aufmoduliert werden und ist damit ein entscheidender Faktor für Heilung.

Festzuhalten ist, dass alle Ebenen der Betrachtung ihre Berechtigung haben! Wenn man die neuen mit hinzunimmt, wachsen die Möglichkeiten, positiv auf Krankheitsgeschehen einzuwirken.

Kein einzelner heilerischer Ansatz kann die Komplexität von Körper, Seele und Geist in seiner Gesamtheit erfassen. Deshalb ist eine Kombination aller Diagnose- und Heilungsmöglichkeiten wünschenswert, die zu einer wirklich *integralen Medizin* führen. Dazu gehört auch echte Prävention, für die die energetischen Methoden ein ideales Mittel darstellen, weil sie generell harmonisierend auf Regulationsprozesse wirken.

Um das Wechselspiel zwischen den materiellen Einzelteilen und den sie formenden Kräften zu verdeutlichen, zitiert Oschman **Claude Bernard**, der 1839 schrieb: »Die Gene erschaffen Strukturen, kontrollieren sie aber nicht; die Lebenskraft erschafft keine Strukturen, sondern steuert sie.« **Oschman** formuliert seine eigene Hypothese so: »Eine vollständige Beschreibung des Aufbaus, der Funktionsweise und der Reparatur eines lebenden Systems setzt ein Verständnis für die regulierenden Wirkungen sowohl von Molekülen wie auch von Energiefeldern voraus. Dass Moleküle in der richtigen Menge gebildet werden, wird von den Genen kontrolliert, während das koordinierte Zusammenwirken von Molekülen in funktionsfähigen Strukturen durch die Kräftemuster zustande kommt, die von Energiefeldern gebildet werden.« (Er verweist hier wieder auf Burrs »Blaupause«; 3, 85f) Und er zitiert **Max Planck**, der schon davon überzeugt war, »›dass hinter dieser Kraft (im Atom) ein bewusster und intelligenter Geist steht.

Dieser Geist ist die Matrix jeglicher Materie‹ [Network 1999]. Und **Pearson** ging sogar noch weiter, als er 1997 vorschlug, Geist entstehe auf einer Subquantenebene der Realität, die ›wie ein neurales Netzwerk strukturiert‹ sei.« (56, S. 234) Ich persönlich glaube nicht, dass der Geist dort *entsteht*, sondern alles *ist*, also auch schon auf der Subquantenebene wirkt. Er bestimmt, was sich aus dieser untersten Ebene herausdifferenziert und in die materielle Verwirklichung gelangt.

Roger Penrose ist überzeugt: »Eine wissenschaftliche Weltsicht, die das Problem des Bewusstseins nicht auf profunde Art und Weise bewältigt, kann keinen ernsthaften Anspruch auf Vollständigkeit erheben. Bewusstsein ist Teil unseres Universums; daher ist keine *physikalische Theorie*, die ihm nicht einen angemessenen Platz einräumt, ausreichend, um eine wirkliche Beschreibung der Welt zu liefern.« (57, zit. nach Mindell »Quantengeist und Heilung«)

Der neue Wissenschaftler ist für **Laszlo** automatisch ein spiritueller Wissenschaftler, weil er dieses von der Quantenphysik geprägte Weltbild hat, in dem alles mit allem verbunden ist. Solange wir es für wissenschaftlich unhinterfragbar halten, dass Bewusstsein sich auf das Gehirn beschränkt, sind wir nicht auf dem neuesten Stand ebendieser Wissenschaft. Tabus haben generell nichts mit Wissenschaftlichkeit zu tun, auch wenn sie immer noch weit verbreitet sind. Zu den Forschungen, die belegen, dass wir unser Wirklichkeitsverständnis erheblich erweitern müssen, finden sich zahlreiche Ergebnisse aus verschiedenen Disziplinen in Laszlos Buch *Der Akasha-Code*.

Die sogenannten Elementarteilchen werden dauernd erzeugt und vernichtet, fallen wieder zurück in die »Quantenfluktuationssuppe« und sind damit nur im relativen Sinne elementar. Sie *können* sich zu Materie verdichten, müssen aber noch nicht einmal in ihrer elementarsten Form existent bleiben. Mit den Forschungen über das Nullpunkt-Feld konnte gezeigt werden, dass letztlich alles mit allem verbunden ist, und auch Geist und Bewusstsein nicht von dem, was wir unter Materie verstehen, scharf unterschieden werden kann. Das bestätigt **Lipton**: »Die Wirklichkeit des Quantenuniversums führt wieder zusammen, was Descartes getrennt hat.« (40, S. 123) Alle Wellen (von rotierenden Atomen) interferieren, sowohl konstruktiv als auch destruktiv, und das alles zusammen bildet das Feld. »Man kann da nichts auseinandernehmen!« (41)

Der Oberbegriff »Energie« mit seinen Abwandlungen (energetisch, feinstofflich etc.) ist ein riesiges System, das dem großen Wasserkreislauf der Erde vergleichbar ist. Ein Teil ist in den Ozeanen, Flüssen und Seen als flüssiges Wasser anzutreffen, ein anderer Teil in den Wolken und anderen Wasserdampf-Zuständen, und wieder ein anderer Teil in den Eiswelten bis hin zum Eiswürfel im Cocktail-Glas. Alle diese Zustandsformen (Aggregatzustände) können sich je nach den äußeren Bedingungen ineinander umwandeln und tun das auch dauernd. Auch wenn die verschiedenen Zustände ganz verschiedene Eigenschaften haben, sind sie letztlich doch auf eine »Grundform«, nämlich H_2O, zurückführbar. Letztlich ist kein Ort auf der Erde für die H_2O-Moleküle unerreichbar, und jedes einzelne Molekül kann mit allen anderen um es herum interagieren. Auch in flüssigem Wasser findet ja dauernd ein Neubilden und Wieder-Auflösen von Wasserstoffbrücken-Bindungen zwischen den Molekülen statt, weshalb es sehr flexibel ist und auch Schwingungsinformationen speichern kann.[74]

74 Dieses große Feld der Möglichkeiten von Wasser, Informationen zu speichern, hat entscheidende neue Aspekte durch die Forschungen Pollacks erhalten (s. Literaturverzeichnis)!

Der Vergleich der verschiedenen Existenzebenen desselben mit Wasser (fest, flüssig, gasförmig) soll deutlich machen, dass es nur eingeschränkt sinnvoll ist, zum Beispiel von Eis, flüssigem Wasser und Wasserdampf als etwas *Verschiedenem* zu reden, weil es eine Ebene gibt, auf der es sich als dasselbe erweist. Das beschreibt **Goswami** ähnlich in Bezug auf den Begriff »maya«, der in der altindischen Weisheitslehre besagt, dass das, was wir als Realität wahrnehmen, eine Illusion ist. Er sagt gegen Ende seines Buches: »Jetzt ist *maya* erklärt. Die immanente Welt ist nicht *maya*; nicht einmal das Ego ist *maya*. Die wirkliche *maya* ist die Getrenntheit. Zu fühlen und zu denken, dass wir *wirklich* von dem Ganzen getrennt sind, das ist die Illusion. [...] Mit seinen klassischen, eine einfache Scheinhierarchie bildenden Programmen, die es erlernt hat, erhält Bewusstsein Ego (einen Ich-bin-dies-oder-jenes-Zustand) – ein mit den erlernten Programmen und individuellen Erfahrungen eines Gehirn-Geistes sich identifizierendes Ego.« (27, S. 246)

Der Begriff der »Scheinhierarchie« bezeichnet sehr gut, was die Quelle für so viel Verwirrung ist. Wir reden über die Dinge so, als seien sie voneinander getrennt und würden als verschiedene Entitäten aufeinander einwirken, aber das sind sie nur auf einer bestimmten Betrachtungsebene, nicht absolut. Wenn wir Verständnisprobleme damit haben, wie »B« aus »A« entsteht oder wie beide miteinander »wechselwirken«, ist vielleicht des Rätsels Lösung, dass es sich um eine *Formwandlung* handelt! Hierzu möchte ich Sie noch einmal an Meyls Wirbeltheorie erinnern und an Bohms holographisches Universum. Es ist eine große Herausforderung für unser Denken, aber die Natur hält sich nun mal nicht an das, was wir uns vorstellen können und was nicht.

In einem Seminar der DGEIM[75], das ich im Oktober 2010 besucht habe, erklärte **Oschman**: Die lebende Matrix ist ein kontinuierliches System im Körper. Wenn es Probleme gibt, ist immer irgendwo der Energiefluss unterbrochen. Darauf beziehen sich alle alternativmedizinischen Methoden. Sie suchen alle nach diesen Unterbrechungen, nur auf verschiedene Arten und Weisen. Wenn die herkömmlichen Mediziner das verstehen würden, würden sie »die Alternativen« verstehen.[76]

Seine Definition von der »lebenden Matrix« möchte ich im Original wiedergeben: »A continous primordial liquid cristalline matrix that gives organisms their characteristic flexibility, exquisite sensitivity and responsiveness, and optimizes the rapid noiseless intercommunication that enables the organism to function as a coherent whole.« Diese Matrix ist wesentlich älter als das Nervensystem und andere Errungenschaften und konnte schon vor deren Existenz das Überleben der Organismen gewährleisten.

Oschman glaubt nicht, dass es im Körper eine einheitliche »Lebenskraft« oder »heilende Energie« gibt, sondern verschiedene energetische Systeme, die sich alle dauernd gegenseitig beeinflussen. (56, S. 198) Wenn man die Überlegungen über das Nullpunkt-Feld miteinbezieht, ist man auch eher bei der Vorstellung von hierarchisch aufgebauten Feldern, die alle einen gemeinsamen Ursprung haben. Insofern gibt es, so könnte man sagen, eine Einheit in der Vielfalt der Erscheinungsformen. Auf den Ebenen darüber findet Interaktion statt, aber eben nicht zwischen grundsätzlich voneinander Getrenntem! Es gibt diese dauernde Verbundenheit zwischen allem, das da miteinander interagiert, und

75 Deutsche Gesellschaft für Energetische und Informationsmedizin

76 S. Thure von Uexküll: »Die Physiker glauben längst wieder an den lieben Gott, nur die Mediziner glauben noch an die Physiker.«

damit ist es keine Frage des Entweder-oder, sondern des Sowohl-als auch.

Die Frage, ob so etwas wie das Qi der Chinesen (also das, was unter anderem durch die Meridiane fließt) etwas Einheitliches ist, ist damit noch nicht beantwortet. Die TCM unterscheidet verschiedene Arten des Qi; so hat das »Leber-Qi« eine andere Frequenz als das »Herz-Qi«. Es werden ja auch nicht umsonst die einzelnen Meridiane voneinander unterschieden. Es wird auch von »Atmungs-Qi«, dem Qi eines Ortes und anderen Formen dieser universellen Lebensenergie gesprochen, die in verschiedenen Erscheinungsformen auftreten kann.

Oschman bezeichnet »Gesundheit« als den Zustand, in dem alle Körpersysteme »– bekannte wie unbekannte – in einer kollektiven, kooperativen und synergistischen Weise funktionieren«. (56, S. 198) Es gibt also ein übergeordnetes Ganzes, um dessen Aufrechthaltung es geht. Dieses Ganze ist der Zweck, und was »harmonisch« oder »unharmonisch« ist bzw. »aus der Ordnung geraten«, ist nur aus der Sicht dieses Ganzen zu beurteilen. Die *Form* für dieses Ganze kommt woanders her. (s. o. Bohm: Sie hat ihren Ursprung in der »Projektion« aus einer »höherdimensionalen Realität« (8, S. 245), »die in die niedrigerdimensionalen Elemente hineinprojiziert«. (8, S. 269f)

Wenn man den Begriff »Zweck« verwendet, ist automatisch eine höhere Instanz mitgedacht, die diesen setzt. Es scheiden sich vermutlich die Geister, ob es einen noch viel höher angeordneten Zweck jenseits des Körpers gibt, und wer ihn vorgibt. Die meisten Physiker »scheuen sich nicht, ihn Gott zu nennen«, wie **Planck** es ausgedrückt hat. Das muss man aber auch nicht, jedenfalls so lange nicht, bis man fragt, was hinter dem Nullpunkt-Feld oder der Quantenfluktuationsebene steckt. Die Darlegungen zum Thema Bewusstsein legen nahe, dass hier noch viel weiter gedacht werden muss. Ich teile mit vielen der hier zitierten Wissenschaftler die Überzeugung, dass es Bewusstsein ist, was bestimmt, was sich aus diesem Nullpunkt-Feld herausdifferenziert und in die »Realität« tritt. Auch spricht vieles dafür, dass diese Bewusstseine miteinander in Verbindung stehen.

»Wir können uns selbst nicht mehr als von unserer Umwelt getrennt betrachten und unsere Gedanken als privates, unabhängiges Wirken eines individuellen Gehirns. Dutzende Forscher haben in der Fachliteratur Tausende von Aufsätzen veröffentlicht, in denen sie schlüssig beweisen, dass unsere Gedanken alle Aspekte unseres Lebens tiefgreifend beeinflussen können. Als Beobachter und Schöpfer gestalten wir unsere Welt in jedem Augenblick fortlaufend neu.« Wir müssen, so **McTaggart**, »erkennen, dass diese Ideen nicht länger die Grübeleien einiger weniger Exzentriker sind. Die Kraft der Gedanken ist ein Stützpfeiler für viele weithin akzeptierte Disziplinen in allen Lebensbereichen, von der Schul- und Komplementärmedizin bis zu Wettkampfsportarten. Die moderne Medizin muss die zentrale Rolle der Intention bei Heilungen anerkennen. Mediziner bezeichnen die ›Placebowirkung‹ oft als lästiges Hindernis für den Wirksamkeitsnachweis eines chemischen Wirkstoffs. Es ist an der Zeit, dass wir die Kraft von Placebos wirklich verstehen und nutzen. Immer wieder hat sich der Geist als viel wirksamerer Heiler erweisen als die bedeutendsten bahnbrechenden Medikamente.« (46, S. 252f)

Ich möchte noch einmal ganz klar betonen, dass die Erkenntnisse der Quantenphysiker nicht nur die Physik, sondern auch die Biologie und Chemie in ihren Fundamenten erschüttert haben. *Die quantenmechanische Realität ist eine andere als die Realität der klassischen Physik.* Viele »heilige Grundsätze« müssen in diesem neuen theoretischen Rahmen aufgegeben werden. Eine große

Herausforderung! »Für den naiven Realisten ist das Universum eine Ansammlung von Objekten. Für den Quantenphysiker ist es ein untrennbares Gewebe von vibrierenden Energiemustern, in dem keine Komponente eine Wirklichkeit besitzt, die unabhängig von der Ganzheit ist.« (18, S. 66)

McTaggart beschreibt nicht nur die vielen Experimente, die kaum Zweifel an der Richtigkeit der aufgestellten Thesen zulassen, sondern auch die teilweise unglaublichen diffamierenden Erfahrungen, die einzelne Wissenschaftler mit ihren Kollegen und der Fachpresse machen mussten, die sich in diese Bereiche vorgewagt haben. Man sollte einige der genannten Bücher selbst mit allen Details lesen, um die Tragweite der neuen Erkenntnisse zu begreifen. Das Faszinierendste ist dabei vielleicht **Talbots** *Das Holographische Universum*, in dem eine Vielzahl unglaublicher Heilungsgeschichten jeden Zweifel daran auslöschen, dass das Bewusstsein irgendetwas im Körper nicht kann! Das Buch wird leider auf Deutsch derzeit nicht mehr verlegt, ist aber noch im englischen Original erhältlich.

Ganz besonders wichtig ist die Erkenntnis, dass das, was die klassische Naturwissenschaft untersucht, nur etwa 4 Prozent der »Wirklichkeit« ausmacht. Viele der »Naturgesetze« gelten nur für diesen kleinen Teil. Dunkle Materie »folgt keinem ›Naturgesetz‹«, wie **Warnke** sagt. »Sie ist übernatürlich. ›Normale‹ Materie ist in Wahrheit der Exot. Das ›Übernatürliche‹ hat einen deutlich größeren Anteil an unserer Welt als das beobachtbare ›Natürliche‹. Unsere Materie, die wir Augenwesen an der elektromagnetischen Strahlung festmachen, ist nur Zugabe. Die wahre Macht im All bleibt unsichtbar. Doch sie dirigiert fast alles.« (79, S. 218)

Die Forschungen gipfeln in der alten Weisheit, dass letztlich alles eins ist: »Obwohl jeder Wissenschaftler – Puthoff, Popp, Benveniste und Pribram – unabhängig von den anderen gearbeitet hatte, repräsentierte ihr gemeinsames Gesamtwerk doch, wie Edgar Mitchell und wenige andere erkannten, eine einheitliche Theorie von Geist und Materie – einen Hinweis auf die Vision des Physikers David Bohm von einer Welt ›ungebrochener Ganzheit‹. Das Universum war ein riesiges, dynamisches Spinnennetz des Energieaustauschs mit einer grundlegenden Substruktur, die alle möglichen Varianten aller möglichen Formen von Materie enthielt. Die natürlichen Prozesse verliefen nicht blind und mechanistisch, sondern zeitlich unbegrenzt, intelligent und zielgerichtet, wobei ständig Rückkopplungsprozesse zwischen den verschiedenen Organismen und ihrer Umgebung stattfanden. Dieser alles vereinende Mechanismus war kein glücklicher Zufall, sondern beruhte auf Informationen, die überall gleichzeitig gespeichert und übertragen wurden.« (45, S. 148f) Das ist das Fazit der Forscher auf diesem Gebiet.

Weil »sowohl der unbewusste Geist [...] als auch das ›Unbewusste‹ der Materie (das Nullpunkt-Feld) in einem probabilistischen Zustand aller Möglichkeiten« existieren (45, S. 186), kann über Bewusstmachung von geistigen Mustern und Blockaden Einfluss darauf genommen werden, dass sich kranke Strukturen im Körper korrigieren. Wenn der Geist dafür verantwortlich ist, was sich in der Materie formiert (was sich zu Materie verdichtet), liegt es auf der Hand, dass das eigene Bewusstsein des Patienten eine entscheidende Rolle spielt, wenn hier etwas geändert werden soll. Viele Heiler arbeiten so, dass sie den gesunden Zustand visualisieren oder sich als Kanal dafür zur Verfügung stellen, dass die göttliche Ordnung, wie immer sie aussehen mag, sich einstellt. Das funktioniert auch, solange der Patient sich dafür öffnet und das nötige Vertrauen hat. Die Fälle, bei denen es nicht funktioniert, sind meiner Erfahrung nach die, wo es Blockaden auf übergeordneter Ebene gibt, seien es Heilverbotsprogramme (z.B. aufgrund von Buß- oder Schuld-Mustern), unbewusste Ablehnung dessen, dass jemand anderes in das eigene System eingreift, oder auch weil die Krankheit die Funktion hat, Zuwendung zu bekommen oder etwas nicht tun zu müssen. Das ist meist unbewusst und muss erst gelöst werden. Man kann mittels mentaler Testmethoden – zum Beispiel kinesiologisch, aber auch im Rahmen der CH'I-Systemik®, die ich lehre – herausfinden, welche dieser Programme laufen. Diese »Metaprogramme«, wie ich sie nenne, sind wiederum ein weites Feld. Hier entscheidend ist, wie **McTaggart** resümiert, dass wir »auf der fundamentalsten Ebene [...] alle unsere Wirklichkeit *allein durch unsere gerichtete Aufmerksamkeit* erzeugen.[77] Auf der tiefsten Ebene von Geist und Materie erschafft jeder von uns die Welt.« (45, S. 187)

Es sind die zentralen Themen Feld, Schwingung und Information, die analysiert werden müssen, um Antworten in diesen komplexen Zusammenhängen zu finden. Weil sie das Geschehen auf materieller Ebene bestimmen, ist energetische Heilung möglich. Auch der Physikprofessor **Amit Goswami** sagte schon auf dem Bleep-Kongress 2011 in Stuttgart, dass die Medizin der Zukunft eine Licht- und Informationsmedizin sein wird.

Oschman, McTaggart und andere haben mit ihren Büchern über die neuen Erkenntnisse die theoretische Grundlage für die verschiedenen Arten von Energie-Therapien verstehbar werden lassen. Das alles liefert eine Menge Diskussionsstoff! Ich hoffe, ich habe mit dieser Zusammenstellung eine hilfreiche Grundlage geliefert, um neue Konzepte für Heilung zu entwickeln, und zu denen, die es schon gibt, einen Zugang zu eröffnen. Inzwischen ist in den verschiedensten Bereichen die Forderung nach einer

77 Hier geht es wieder um Kohärenz!

holistischen Betrachtungsweise zu hören, und dazu hat die Physik der letzten Jahrzehnte Entscheidendes beigetragen. Sie ist »systemisch und *holistisch*; sie entwirft das Bild eines Universums als ein einheitliches Ganzes, dessen Teile miteinander verbunden sind und sich gegenseitig beeinflussen«. (2, S. 56)

Wir müssen unsere Vorstellung davon, welche Dimensionen unsere Wirklichkeit enthält, auf jeden Fall erweitern, wenn wir alle Phänomene erklären wollen. Es gibt einiges zu tun, und ich wünsche mir sehr, diejenigen, die an den neuen Modellen arbeiten, finden sich zusammen, um die offenen Fragen weiter zu klären. Die Suche nach dem, was die Welt im Innersten zusammenhält, ist so spannend wie vielleicht noch nie zuvor in unserer Geschichte. Es besteht die Chance, die Kluft zwischen Natur- und Geisteswissenschaften zu überbrücken, die bisher für das Abendland charakteristisch war. Die Gemeinde derer, die bereit sind, alte Denkbarrieren über Bord zu werfen, wächst auf jeden Fall weiter.

Literatur

1) Appelt, Christian: SuperTuning – Heilung mit der Health Matrix, 5. Symposium der DAEMBE, 15./16.5.10 (Königswinter)
2) Arntz, William, Chasse, Betsy, Vicente, Mark: Bleep – An der Schnittstelle von Spiritualität und Wissenschaft; VAK Verlags GmbH, Kirchzarten bei Freiburg 2006
3) Banis, Reimar: Spirituelle Energiemedizin – Atlas der psychosomatischen Energetik Band 2; Via Nova, Petersberg 2007
4) Berendt, Joachim-Ernst: Nada Brahma – Die Welt ist Klang; Rowohlt, Reinbek bei Hamburg 2001
5) Bischof, Marco: Biophotonen – Das Licht in unseren Zellen; Zweitausendeins, Frankfurt 1995
6) Bischof, Marco: Energiemedizin – Heilkunst der Zukunft. Esotera, Nr. 6 (August 2000), S. 16–21
7) Bischof, Marco: Tachyonen, Orgonenergie, Skalarwellen; AT Verlag, Aarau (Schweiz) 2002
8) Bohm, David: Die implizite Ordnung – Grundlagen eines dynamischen Holismus; Goldmann-Tb-Ausgabe des Dianus-Trikont Buchverlages GmbH, 1. Auflage, München 1987
9) Bohm, David, Factor, Donald: Die verborgene Ordnung des Lebens, Grafing 1988
10) Braden, Gregg: Im Einklang mit der göttlichen Matrix; KOHA-Verlag, 4. Auflage, Burgrain 2008
11) Braden, Gregg: Der Realitäts-Code; KOHA-Verlag, 3. Auflage, Burgrain 2009
12) Broers, Dieter: (R)Evolution 2012 – warum die Menschheit vor einem Evolutionssprung steht; Scorpio Verlag, München 2009
13) Bürgin, Luc: Der Urzeit-Code; Sonderproduktion 2. Auflage, F.A. Herbig Verlagsbuchhandlung GmbH, Stuttgart 2018
14) Capra, Fridjof: Das Tao der Physik – Die Konvergenz von westlicher Wissenschaft und östlicher Philosophie; Scherz-Verlag, 17. Auflage, Bern, München, Wien 1997
15) Capra, Fritjof: Wendezeit – Bausteine für ein neues Weltbild; dtv, 5. Auflage, München 1996
16) Clark, Hulda: Heilung ist möglich; Droemersche Verlagsanstalt Th. Knaur Nachf., München 1997

17) Davidson, John: Strahlungsfeld – Subtile Energieformen unseres Daseins; Droemersche Verlagsanstalt, München 1989
18) Davies, Paul: Die Urkraft – Auf der Suche nach einer einheitlichen Theorie der Natur; Deutscher Taschenbuch Verlag GmbH & Co. KG, München 1990
19) Dispenza, Joe: Du bist das Placebo. Bewusstsein wird Materie; KOHA-Verlag GmbH, Burgrain 2014
20) Doepp, Manfred: Energie und Kosmos – Die Medizin des 21. Jahrhunderts; Grundlagen und Fortschritte der Energiemedizin; CO'MED Verlagsgesellschaft, Hochheim 2008
21) Dürr, Hans-Peter, Vortrag »Naturwissenschaft, Medizin und Spiritualität – Die revolutionären Auswirkungen der modernen Physik«, 30.10.2004, 38. Medizinische Woche in Baden-Baden
22) Dr. med. J.A. Ebbers, Prof. Dr.-Ing. K. Meyl: Mitochondriopathie und Skalarwellenmedizin, CO.med 4/16, S. 40ff
23) Ferguson, Marilyn: Wirklichkeit und Wandel – Karl Pribram als Pionier der Gehirn- und Bewusstseinsforschung. In Wilber: Das holographische Weltbild; Scherz-Verlag, Bern, München, Wien 1986
24) Fischer, Falk: Quantentheorie und bildhafte Organisation biologischer Systeme, 5. Symposium der DAEMBE, 15./16.5.10 (Königswinter)
25) Gerber, Richard: Vibrational Medicine – the Handbook of subtle-energy Therapies; Vermont (Canada) 2001
26) Görnitz, Thomas: Quanten sind anders – die verborgene Einheit der Welt; Spektrum, Akad. Verlag, Heidelberg, Berlin 1999
27) Goswami, Amit: Das bewusste Universum – Wie Bewusstsein die materielle Welt erschafft; Lüchow, Freiburg 2002
28) Guitton, Jean, Bogdanov, Grichka und Igor: Gott und die Wissenschaft; dtv, München, 4. Aufl. 1996
29) Hanzl, Günther S.: Das neue medizinische Paradigma – Theorie und Praxis eines erweiterten wissenschaftlichen Konzepts; Haug, Heidelberg 1995
30) Heim, Burkhard: Elementarstrukturen der Materie. Einheitliche strukturelle Quantenfeldtheorie der Materie und Gravitation, Band 1 und 2., Resch-Verlag, Innsbruck 1984
31) Heisenberg, Werner: Wandlungen in den Grundlagen der Naturwissenschaft; S. Hirzel Verlag, 11. Auflage, Stuttgart 1980
32) Heisenberg, Werner: Schritte über Grenzen; 5. Auflage, Piper GmbH & Co. KG, München 1984
33) Hollerbach, Lothar: Der Quanten Code. Heilung und Selbstheilung durch die Ur-Energie; Scorpio Verlag, München 2023

34) Kessler, Christina: Heilung durch Liebe; in: Anne Devillard: Heilung aus der Mitte – Werde, der du bist, Verlag Driediger, 2. Auflage, Zwickau 2009
35) König, Michael: Das Urwort; Scorpio Verlag, München 2010
36) Laszlo, Ervin: Der Quantensprung im globalen Gedächtnis – Wie ein neues wissenschaftliches Weltbild uns und unsere Welt verändert, Verlag Via Nova, Petersberg 2008
37) Laszlo, Ervin: Der Akasha-Code – Wie das kosmische Bewusstseinsfeld uns beeinflusst; Verlag Via Nova, 2. Auflage, Petersberg 2011
38) Laszlo, Ervin: HOLOS – Die Welt der neuen Wissenschaften; Verlag via-nova, Petersberg 2002
39) Laszlo, Ervin: Das fünfte Feld – Materie, Geist und Leben – Vision der neuen Wissenschaften. Bastei Lübbe, Bergisch Gladbach, 2. Auflage 2002
40) Lipton, Bruce: Intelligente Zellen; KOHA-Verlag, 2. Auflage, Burgrain 2006
41) Lipton, Bruce: Intelligente Zellen (DVD)
42) Ludwig, Wolfgang: Informative Medizin – Krankheits-Ursachen / Behandlung ohne Chemie; VGM – Verlag für Ganzheitsmedizin, Essen 1999
43) Martina, Roy: Emotionale Balance; KOHA-Verlag, 3. Auflage, Burgrain 2004
44) Massey, Harry, FRASER, Peter: The Unturned Stone – Eine Revolution im präventiven Gesundheitswesen; Die Entdeckung der Struktur des menschlichen Körperfeldes und die Entwicklung des Nutri-Energetics Gesundheits-Systems, 2003–2008
45) McTaggart, Lynne: Das Nullpunkt-Feld; Goldmann, München 2003
46) McTaggart, Lynne: Intention – Mit Gedankenkraft die Welt verändern. VAK Verlags GmbH, Kirchzarten bei Freiburg 2007
47) Meißner, Folker: Information als Medizin; Vortrag Gesundheits-Medizin Forum 16./17.5.09
48) Meißner, Folker: Ein wichtiger Pfeiler der Medizin der Zukunft, in Lebens(t)räume 4/18 (S. 8–12)
49) Meyl, Konstantin: Von der Lehrbuchphysik zur Frontier Science; Vortrag Netzwerkforum DGEIM 16./17.9.09 Heidelberg
50) Meyl, Konstantin: Elektromagnetische Umweltverträglichkeit – Freie Energie und die Wechselwirkung der Neutrinos; INDEL GmbH, Verlagsabteilung, 3. Auflage, Villingen-Schwenningen 1999
51) Meyl, Konstantin: Elektromagnetische Umweltverträglichkeit – Skalarwellen und die technische, biologische wie historische Nutzung longitudi-

naler Wellen und Wirbel; Teil 3: Umdruck zur Vorlesung l; INDEL GmbH, Verlagsabteilung, 2. Auflage, Villingen-Schwenningen 2003

52) Meyl, Konstantin: Elektromagnetische Umweltverträglichkeit – Ursachen, Phänomene und naturwissenschaftliche Konsequenzen. Teil 1: Umdruck zur Vorlesung, INDEL GmbH Verlagsabteilung, Villingen-Schwenningen 1996

53) Meyl, Konstantin: DNA- und Zellfunk; Eine feldphysikalische Erklärung der Zellkommunikation über magnetische Skalarwellen. INDEL GmbH, Verlagsabteilung, Villingen-Schwenningen, 1. Auflage 2010

54) Oppelt, Siglinda: Quantensprung im Business; Verlag Via Nova, Petersberg 2011

55) Oschman, James: Nature of subtle Energies, 17.10.09, Vortrag 11. Symposium der DGEIM

56) Oschman, James: Energiemedizin – Konzepte und ihre wissenschaftliche Basis; Elsevier GmbH, München 2006

57) Penrose, Roger: Schatten des Geistes – Wege zu einer neuen Physik des Bewusstseins; Spektrum Akademischer Verlag, Heidelberg, Berlin, Oxford 1995

58) Petry, Gunter: Informationsmedizin – Neue Heilungschancen für akut und chronisch Kranke; Institut für Informationsmedizin, 4. Auflage, St. Wendel 2007

59) Pollack, Gerald H.: Wasser – Viel mehr als H_2O; VAK Verlags GmbH, Kirchzarten 2014

60) Popp, Fritz-Albert: Vortrag auf dem Kongress für Komplementärmedizin im Mai 1997 in Köln

61) Sheldrake, Rupert: Das schöpferische Universum – Die Theorie des morphogenetischen Feldes; Ullstein, Berlin, 8. Auflage 2004

62) Sheldrake, Rupert: Der Wissenschaftswahn, O. W. Barth Verlag, München 2012

63) Stelzl, Diethard: Heilen mit kosmischen Symbolen, Schirner Verlag, Darmstadt 2004

64) Stelzl, Diethard: Wie Wunder erklärbar werden – Quantenphysik und moderne Hirnforschung auf der Spur des Paranormalen; Schirner Verlag, Darmstadt 2014

65) Stelzl, Diethard: Geist ist stärker als Materie – Quantenphysik und paranormale Phänomene; Schirner Verlag, Darmstadt 2014

66) Stelzl, Diethard: Spirituelles Heilen – In der Tradition der atlantischen Kristallchirurgen Band I; Schirner Verlag, Darmstadt 2006

67) Talbot, Michael: Das holgraphische Universum – Die Welt in neuer Dimension; Knaur, München 1992

68) Treugut, Hendrik: Neue Modellvorstellungen der Physik – kompatibel mit Paradigmen der Medizin? Wege der Erkenntnis in der Medizin (Symposiumsband), Medizinische Hochschule Hannover, Steuernagel B, Doering T, Fischer G (Hrsg.), Verlag Dr. Hänsel-Hohenhausen, Egelsbach, 2000, 93–104

69) Turtur, Claus W: »Ein QED-Modell zur Vakuumenergie und eine Erklärung zu deren Wandlung in mechanische Energie«; in PHILICA.COM, ISSN 1751-3030, Article no. 138, 4. Sept. 2008.

70) Viehweger, Rainer: Die Welt mit neuen Augen seh'n; RABS Verlag, Tübingen 2010

71) Volkamer, Klaus: Feinstoffliche Erweiterung unseres Weltbildes; Weißensee-Verlag, 2. Auflage, Berlin 2008

72) Volkamer, Klaus: Die Schnittstelle zwischen Elektromagnetismus und Feinstofflichkeit, Vortrag 19.6.10, Netzwerkforum Energy Medicine, Heidelberg 2010

73) Volkamer, Klaus: Makroskopische Quanteneffekte, 5. Symposium der DAEMBE, Vortrag 16.5.10, Königswinter

74) Waloschek, Pedro: Wörterbuch der Physik; dtv, München 1998

75) Warnke, Ulrich: Abrufen von Heilinformationen – Wie soll das gehen? Vortrag 41. Medizinische Woche Baden-Baden, 27.10.–1.11.07

76) Warnke, Ulrich: Gehirn-Magie – Der Zauber unserer Gefühlswelt; Popular-Acad.-Verl.-Ges., Saarbrücken 1998

77) Warnke, Ulrich: Wirklichkeit zwischen Sein und Schein, Vortrag 2005 (Bad Wildungen)

78) Warnke, Ulrich: Die Öffnung des 3. Auges – Quantenphilosophie unseres Jenseits-Moduls; Scorpio Verlag, München 2017

79) Warnke, Ulrich: Quantenphilosophie und Spiritualität – Der Schlüssel zu den Geheimnissen des menschlichen Seins; Scorpio Verlag, München 2011

80) Warnke, Ulrich: Quantenphilosophie und Interwelt – Der Zugang zur verborgenen Essenz des menschlichen Wesens; Scorpio Verlag, München 2013

81) Warnke, Ulrich: Bionische Regeneration – Das Altern aufhalten mit den geheimen Strategien der Natur; Goldmann, München 2021

82) Weber, Winfried: Energie- und Informationsmedizin – Heilen ohne Umwege. Synergia Verlag Basel, Zürich, Roßdorf 2018

83) Wolff, Ori: Netzwerk Mensch – Information, Energie, Materie; Lehmanns Media, Berlin 2015